JN023226

実録
看護学生物語

こんな僕でも看護師になれる？

Muro

Parade Books

【看護師への道】

一、看護師は、患者さんの異変を誰よりも早く気づける医療従事者である。
二、価値観の違いによって、他人と意見が合わないことがある。
三、授業で得た知識・技術を臨床の現場で経験し、体得すること。
四、誰かが話を聞いてくれるから、気持ちが楽になれる。
五、患者さんに興味を持ち、「何故だろう」と思ったらすぐに調べる。
そしてわからなかったら、すぐに聞く。
六、自分勝手に判断してはいけない。
七、優先順位を間違えない。
八、どうしたら、少しでも痛くないようにケアできるのかを考えること。
九、事故を起こさないためにも、『報告・連絡・相談』
十、常に相手の立場に立って物事を考え、笑顔を絶やさずに接すること。

教訓　様々な予定は、カレンダーに記入して毎日確認をすること。

目次

はじめに

以前、『教員によるパワハラにより一年生の約四割の生徒が自主退学に追い込まれた』と新聞記事に掲載されているのを見た。「ばかに教えることはない」と生徒の提出資料を床に投げつけたり、容姿をからかう発言もあったという。
この他の看護学校でも五十件以上のパワハラが認定され、教員十人が懲戒処分を受けたなどの報道もあった。「ペンでぶっ刺すぞ」、「お前みたいなバカは死ね」などの暴言が日常的に飛び交い、その結果、パワハラに耐え切れず自殺未遂した生徒や、退学によって医療の道を絶たれた生徒も多数いたらしい。

この本、『こんな僕でも看護師になれる?』は実話の物語です。

授業の学び方は無限にあります。そして授業の教え方も無限にあります。
もちろん生徒や先生を応援する方法も無限にあります。
だから自分に合った方法がきっとあるはず……。

かの有名なフローレンス・ナイチンゲールの言葉を紹介します。

「愛とは、その人の過ちや自分との意見の対立を許してあげられること」

※登場する人物名・団体名などは、架空のものです。

序章

高校三年生の秋、運動することが好きな僕は、人の体やスポーツとも関係ある理学療法士を目指そうと考えていた。志望校は三校あって、どの学校も資格が取れる専門学校だ。

しかし理学療法士などのリハビリ関係の職は、給料は安定しているけど受験者が多くて競争率も高いという。

そこでどうしようかと悩んでいた時、現役看護師の母と姉がそれまで考えてもいなかった【看護師への道】を提案してきた。しかも「理学療法士は夜勤がないから、給料は安いよ！」という二人の説得に折れて、とりあえず看護学校も受験することにした。

最初は看護に対する不安もあったけど、ある看護学校について調べてみると、杞憂はすぐに吹き飛んだ。

実はその看護学校は三年後に閉校が決まっていたのだ。

つまり僕の世代が最終学年で、いくら授業についていけなくても落第する心配をしなくていいと思った。（笑）

後輩ができないのは寂しい気もしたけど、「閉校する学校を受験する人なんて、きっと少ないから倍率も低くて受かるかなぁ～」、「ということは……、簡単に看護師の資格も取れるのかなぁ～」なんていう根拠のない自信と余裕で、看護学校の願書も提出することにした。

そもそもいつも授業中に居眠りばかりしていた僕は、勉強なんて全くしていなかった。高校受験の時も試験問題より、『欠席者の人数』が気になって仕方がなかったくらいだ。それは何故かと言うと……。

僕が受験した高校は、百三名の募集に対して受験者が百八名。そこで僕は、「誰か五人が欠席すれば、全員合格になる」と心から信じて、試験の休み時間に欠席者を確認したくらいの天然おバカだったからだ。

こんな僕が専門学校を受験した結果、理学療法士の学校はすべて不合格。そして看護学校は……、なんと合格していたのだった。

こうして僕の看護学生としての壮絶な人生が始まった。

第一章　看護学生一年

看護師への第一歩

僕が入学したのは東京都明紗会看護専門学校。日本最大の社会福祉法人である明紗会が運営する看護学校で二十年の歴史があり、校舎は古いけど一学年一クラスの少人数制で勉強に集中できる環境は整っていた。

また最寄り駅周辺は商店街や飲食店も多くて、放課後には他の学生達とご飯を食べに行くこともできた。そのうえ母体の病院に就職できるため、就活を心配する必要がない。なんとも至れり尽くせりな、良い学校なのだと思った。

一年生の四月は、とにかく楽しい授業が多かった。自己紹介の後に席を決め、健康診断に体育など比較的簡単な日程が続いた。

パソコンを使う授業では、まず始めに各ソフト（ワードやエクセル等）の基本操作を教えてもらってから、各々を利用した資料やグラフ作りを勉強した。

また調理実習では、『糖尿病の患者さんに出される食事を体験しよう』という授業があって、実際に塩分五グラムの減塩食を作って食べてみたりもした。初めて食べた減塩食は正直に言って薄味であまり美味しくはなかったけど、健康的に食事が出来る事はありがたいなぁ～と、しみじみと感じた。入学して間もないこの時期は、のんびりと平穏無事な毎日を過ごしていた。


『看護婦』ではなく『看護師』と呼ばれるようになって二十年ほど経つが、看護学校の新入生はまだ女子が多かった。僕の同期も二十四名中、男子は五人。僕と豊田、年上で社会人経験者の原嶋さん、そして小松﨑嵩史（タカシ）。

このタカシは、入学式初日から遅刻してきた強者だった。本人曰く、登校時間を間違えたらしいけど第一印象は最悪。滅茶苦茶ヤバイ、変な奴だと思った。タカシは、お笑い芸人のボケ担当役がぴったりの愉快な男。卒業するまで何日も徹夜を共にした、気の合う兄弟のような存在でもあった。

それから運動することが大好きで、見た目も爽やかな西村颯音（ハヤト）。

このタカシとハヤトは何でも話し合える、唯一無二の親友となった。

放課後には毎日のように三人で公園へ行ってバスケをしたり、「どんなタイプの子が好き?」とか、「あの子、可愛いよな~」と他愛もない恋愛トークを楽しんだりした。ちなみにツッコミ担当の僕、松井遥大(ハルタ)は、みんなから『マツ』と呼ばれていた。

四月下旬には授業の一環で、新入生歓迎会を東京ディズニーランドで開催した。なんて良い学校を選んだのだろうと、この時は母と姉にも感謝した。

そして学校にバレなければ大丈夫だと思って、アルバイトを始めた。
(アルバイトは禁止である)
さらには五十ccのバイクを購入して、通学時にも利用した。
(バイク通学も禁止である)

この一ヶ月間だけは、本当に順風満帆だった。
毎日が充実していて学校に通うのが楽しみだった。
しかし、すぐに最初の事件が起きた。

初の呼び出し

学校にも慣れて余裕が出始めた五月一日、初めて先生に怒られた。その理由は、

『靴下が無地じゃないから』

看護学校には実習室という教室があるが、ここは単なる教室ではない。『病室』という設定の厳しい規則のある部屋で、実際に患者さんが治療を受けて生活している場として取り組まなければならない。だから髪や爪が長いとか身だしなみが整わない場合は、その日の実習を受けられないことだってある。当然ながら学生同士で「○○ちゃん」などと呼び合うのも禁止。看護師役は、きちんと敬語を使わなければならなかった。

これらの所作は実習室に入る時から行わなければならない。ドアをノックして患者役から「どーぞ」や「はい」と返事がないと、病室である実習室には入れない。このようなことは看護師の資格を持っている人達には当たり前のことだけど、この頃の僕にはまったく理解できていなかった。

また実習室を使う時の決まり事として学校指定のポロシャツにズボン。それに無地の白い靴下にナースシューズ着用というものがある。

しかし僕はこの日、実習室で授業があることを完全に忘れていたので、黒の靴下を履いていた。そしてお昼休み直前、そのことに気がついた。

(やっべぇ～、なんとかしないと)

昼休みにこっそり学校を抜け出して、駅近くにある雑貨屋さんへ猛ダッシュ！　そこで白い靴下を発見したけど、ワンポイントのマークが着いていた。

(まぁ、とりあえず白い靴下だからワンポイントくらいなら大丈夫かな～)

黒い靴下よりは絶対に良いと考えて、その靴下を購入して学校へ駆け戻ると、すぐに授業が始まった。なんとか間に合ったと胸をなでおろしたのも束の間、授業開始早々に怒られて別室に呼び出されてしまった。先生は靴下のワンポイントを指差して真剣な顔で問い詰めてきた。

「ダメなことを知っていて履いてきたの？　それともダメだとは知らずに履いてきたの？どうなのですか？」

笑って誤魔化せるような雰囲気ではなかった。下手な答えを口にすれば、さらに怒られてしまうだろう。だからと言って黙っているわけにもいかない。

「あっ、あの～。ワンポイントは、良いのかなぁと思って……」

「では、正しく認識していなかったのですか？　それともオリエンテーションで説明したことを、きちんと聞いてなかったのですか？」

「いや……。先生はオリエンテーションで、ちゃんと話して説明していたと思うのですが……」

「では、なんで履いてきたのですか？」

堂々巡りで終わりの見えない掛け合いが、延々と繰り返された。

(なんでこんなに怒るのだろう。早く終わらないかなぁ〜)

そんな心の叫びが、僕の顔にも態度にも表れていたと思う。もちろん、こんな生意気な態度の僕を先生が見逃すわけがない。その後も先生のお説教は、延々と四時間も続いたため、アルバイトを休む連絡もできなかった。そのうえ、

「髪を切ってこないと来週から始まる実習には参加させられません」

(なんなんだよ、もぉ〜。だんだん違う話になってきている)

僕のイライラもＭＡＸ状態。

(あ〜ふざけるな、本当に面倒ください)

ようやく先生から解放されてアルバイト先に電話をすると、「休むなら、もっと早く連絡しろ」と今度は店長から怒られた。

(おっしゃる通りです……泣)

交通事故

僕の通った看護学校では、アルバイトが禁止されていた。それにもかかわらずアルバイトをしたのは、お小遣いだけではお金が足りなかったからだ。バレなければ良いだろうという軽い気持ちで、カレーハウスＣｏＣｏ壱番屋の上野店でアルバイトを始めた。家から上野のアルバイト先まで、五十ccのバイクで約一時間。通うには少し遠かったけど、他のお店よりも時給が良かったので、遠くても我慢して通うことを決めた。

仕事の内容は宅配スタッフ。電話で注文を受けると、お店のバイクでお客様宅へカレー弁当を届けた。この宅配スタッフの良い点はキッチン・ホールスタッフよりも時給が高いこと。少しでもお金が欲しかった僕は、この募集に飛びついた。

学校が終わると、すぐにアルバイト先へ直行。夜十時まで働いて帰宅するのは十一時過ぎ。それから宿題や課題をするのが当時の生活リズムだった。

家に着いた時はまだテンションも高いため、やる気に満ち溢れている。しかし気がつくと机に顔を伏せて爆睡し、朝を迎えている日が多くなっていった。

五月十六日、土曜日で学校が休みのため自宅から直接アルバイト先にバイクで向かった。そして家を出て数百メートルの場所で、一時停止を無視した自動車に横から追突された。僕はそれほど早い速度を出してはいなかったけど真横から追突されたため、そのまま反対側の車線へと吹き飛んで全身を地面に打ちつけ、救急車で病院に運ばれた。

頸椎捻挫、左肘化膿性挫創、左肘打撲傷、左膝打撲傷。

幸いにも骨折等の大きなけがはなくて、首をコルセットで固定して、肘と膝の傷口にはガーゼを当てて伸縮ネット包帯をつける程度で済んだ。

対向車線に車がいなかったのが本当に幸運だったけれど、借金して買った新車のバイクが一カ月も経たずにボロボロになってしまった。カウルは破損、バイクの左側は擦り傷だらけ、おまけにサイドミラーは曲がったまま。体も打ち身や擦り傷で満足に動くこともできず、アルバイトをしばらく休まざるを得なかった。

その後、半年間もリハビリをするために病院へ通ったため、ＣｏＣｏ壱番屋でアルバイトを再開することはもうなかった。

交通違反

『ついていない時に、さらなる不運に見舞われる時もある』とは、よく言ったものだ。踏んだり蹴ったりの僕に、さらなる不幸が舞い込んでくる。

看護学校の合格が決まるとすぐに、普通自動車免許の合宿教習に申し込んだ。そして幸運にも高校を卒業する前に運転免許証を取得できた。しかし五月の時点で、車の運転歴はまだ二カ月の超初心者。だからこそ運転は、いつも制限速度を守って一時停止もしっかり停まり、左右の安全確認。模範的な運転を常に心掛けていた。

しかし事故から四日後の五月二十日、学校からの帰宅途中に『通行区分違反』で白バイに捕まってしまった。免許取得後、わずか二カ月で人生初の取り締まり。

五十ccのバイクは一番左側の車線しか走行できないのに、大型バイクの後について車と車の間をすり抜けた時、左から二番目の車線を走行してしまったのだ。

『交通反則告知書』、通称『青きっぷ』と呼ばれる一枚の用紙と納付書を貰った僕は、背負っていたカバンの収納ポケットに入れた。このカバンには収納ポケットがたくさん付いていて、しかも背負えば両手が使えるので、バイク通学の僕にとっては最高の荷物入れだった。

反則金の支払期限は、七日以内。何らかの理由で期日までに支払いができなかった場合は、池袋にある交通反則通告センターに出頭して新たな納付書をもらわなくてはならなかった。

違反から十日目の朝、何やら見慣れない用紙をカバンの中から発見した。

「あれ？　なんだ、この青色の紙は……。あっ、違反金の支払いを忘れていた。あれ～、支払期日が過ぎてるよ～」

気づいた時には、すでに手遅れだった。

その翌日、まだ傷が癒えていない体に鞭打って、僕は池袋まで往復二時間以上をバイクで走った。

途中、バイクの振動で首と体に痛みが響いた。

（はぁ～、体中いってぇ～）

二回目の呼び出し

事故から数日後の放課後、クラスのみんなでカラオケ店へ行くことになった。

僕はケガ治療のために一旦帰宅してリハビリをした後、再びバイクで学校へと向かった。

もちろん、バイク通学が禁止なのは知っていた。しかし僕は、プライベートで学校まで来ただけだから、これは『通学』ではない。だから堂々とバイクで学校へと向かった。そして学校近くまで来た時、一応礼儀としてエンジンを停めて、バイクを押しながら学校へと歩いて行った。

学校に到着すると、ちょうどみんなが校舎から出てきた。今まで残って委員会の仕事をしていたのだった。そしてみんなと合流した僕は、エンジンをかけずにバイクを押して歩こうとした時……。どこからか、ふと視線を感じた。

振り返って学校を見ると窓際にいた先生と目があった。先生は怪訝そうな顔つきで僕を睨んでいるように見えたけど、僕は一度家に帰ってから来たのだ。完全にプライベートで学校に来ただけで、悪いことなんてしていない。少し気になったけれど、すぐに忘れてみんなでカラオケを楽しんだ。そして翌日、先生に呼び出されて怒られた。

何が悪かったのか、なぜ怒られているのか。

たしかにバイクでの通学は禁止だけど、放課後に学校近辺をバイクで走行してはいけないとは、どこにも書かれていないし言われてもいない。

「だったら二十四時間、いかなる時も学校の前をバイクで通過してはいけないのですか」と僕は先生に質問をした。するとその答えは、

「学校から半径六百メートル以内を二十四時間、走行してはいけない」だった。

「プライベートで学校の近くをバイクで走行する時は、迂回しなくてはいけない」とも言われた。

「では学校の近くに住んでいた場合は、どうするのですか？」

「そんなの、おかしくないですか？」

僕の反論もむなしく、先生もますますヒートアップ。幸いにも反省文や始末書の提出とはならなかったけど、滅茶苦茶怒られた。

ロッカー室が汚い

学校の二階にある実習室では、ベッドのシーツ交換をする『ベッドメイキング』や、血圧・体温・脈拍の測定・呼吸状態の観察をする『バイタルサイン測定』の実習なども行なう。前にも書いた通り実習室では実際の現場と同一レベルの所作が求められる。「患者様にそんなため口を使うの？」、「そんなやり方で、実際に患者様と接するの？」と、先生は言葉遣いや手技を細かく注意してきた。時には口調も厳しくなっていった。

実習は看護師役と患者さん役、お互いに役割を交代しながら学んだ。いつもは友達同士でも実習室でのなれ合いは厳禁だった。実習室で行なう所作は、実際の病室と同じで本当に患者さんと接する時と何も変わらない。もちろんこの時の服装はナース服か、学校指定のポロシャツ。そして私物の管理や実習前の着替えは、男子ロッカー室で行なっていた。

その頃は、毎日とても蒸し暑かったのを覚えている。学校内にエアコンはあったけど実習室のエアコンが壊れて修理していたため、額やわきの下にじんわりと汗をかいて実習を行なっていた。だから午前中に着たナース服を午後に再び着ると、とても汗臭かった。

六月に入ると寝たきりの患者さんの体位変換を学び始めた。必然的に看護師役と患者役の距離が近くなる。いや、近いというよりは密着と言ったほうが正確だろう。汗臭いナース服で、密着状態の体位変換実習を女子と一緒にするなんて、僕たちお年頃にはム～リ～。

ロッカーの中は、教科書や私物で一杯。だからナース服をハンガーにかけて、ロッカーの外に干して乾かしていた。そしてナースシューズは、ロッカーの上に置いたまま。もちろんエチケットで無香タイプの消臭剤も忘れずに使用していた。

この男子ロッカー室というのは学年問わず男子が一緒に使っていたけど、たまたまこの時期の三年生は、学外での実習が多くて学校にはいなかった。また二年生に男子はいなかったので、一年生がロッカー室を独占していたのだった。

ナース服が干されて、ロッカーの上にはナースシューズが散乱している状態。しかも洗面所には歯ブラシに歯磨き粉、それに飲みかけのジュースまでが放置してあって、さらにその日は……。

豊田がカップヌードルの食べかけを洗面所に置いたまま授業に行っていた。後で片づけるつもりだったそうだ。こんな状態の最中、タイミング悪く三年生がやって来た。久しぶりに学校での授業のために来てみると、ロッカー室が一年生の私物や飲みかけのジュースとかで汚されている。

「なんだよ、これ。汚ねぇ～」

この状況に我慢ならない三年生たちは、すぐさま先生に相談したのだった。

その後、僕たち一年生の男子五人は先生に呼び出されて叱られた。また今後の対策をすぐに考えるよう指示された。僕は先生方に怒られるのは、すでに三回目。しかし今回は五人同時に呼び出されていたから、とても気が楽だった。そんな僕の思いとは裏腹に、他の四人は真剣に反省していたようだった。

物は落ちていないか、窓を閉めたか、エアコンの電源をオフにしたかなど、ロッカー室を使った時に考えられる、すべてのことを書き出したチェックリストを作成した。

もちろん飲食は禁止。ナース服も必ず持ち帰り、きちんと洗うことにした。そしてロッカー室を使用した後は必ずこのチェックリストを確認し、いつも綺麗で清潔に保たれている事を前提に「二度とこのような事が起きないようにします」と先生方に約束をした。

その結果、なんとか夕方には先生に許してもらうことができたけど……。

（ちくしょ～、チクリやがって）

当然のことながら、三年生男子への恨みは残った。

デイキャンプで、バーベキュー

八月二十七日、僕とタカシ・ハヤトの男三人衆は看護学校の女子三人を誘って、日帰りでデイキャンプ&バーベキューへ行った。

交通手段は、父が約十年前に買った八人乗りのワンボックスカー。最近は父もあまり使わなくなったので、車の保守点検のために僕が時々運転してあげていたのだ。(笑)

行先は神奈川県相模原市にあるキャンプ場。自然の中で、川のせせらぎの音を聞きながら、気心しれた仲間と一緒にテントを張った。そしてバーベキューコンロに木炭を投入して、火をつけた。

テントを上手く設営できなくても、炭に着けた火がすぐに消えても、またそれが楽しくて、みんな笑っていた。なにか上手くいかないことがあっても大笑いしていた。日頃の疲れを癒すのは、笑って過ごすことが一番だった。

「肉うめぇ~、バーベキュー最高」

スーパーで売っている安い肉なのに、野外で食べると格別に美味しかった。

お腹も心も満たされた僕は、服を着たまま川へと飛び込んだ。他のメンバーはそんな僕を見て笑っていた。川の水は凄く冷たかったけど、みんなのテンションはすでにMAX状態。

「マッ～、橋から飛び込め」とタカシが言った。ふと見上げると、頭上約七メートルに橋があった。

「よっしゃ～」

僕は勢いよく、橋まで走って行った。しかし橋の上から川を見てみると……。下から見た時よりも高く見えて、とても怖かった。

「マジでたけぇよ。ちょっと無理かなぁ～」とみんなに言っているそばから、飛び込むまでのカウントダウンが始まってしまった。

「ごぉ～、よん、さん」

こうなったら、もうやるしかない。

「にぃ、いち、ぜろ」

僕は飛び込んだ。

『ドボーン……』

死ぬかと思った。みんなには言わなかったけど、本当に怖かった。

キャンプ場から帰る車内で、タカシが女子たちに声をかけた。

「ねぇねぇ、今年の冬休みはスノボ旅行に行かない？」

すると女子ではなくハヤトが、

「いいねぇ～。みんなで旅行に行こうよ。マツ、運転よろしく」

「あいよ」

「スキー場は川に飛び込まないから安心だ」なんて思いながら、僕は高速道路を運転していた。

楽しかった、本当に楽しかった。しかしこのメンバーで一緒に楽しい時間を過ごすのは、これが最後になるとは夢にも思わなかった。

看護師への道　その一

夏休みも終わり二学期が始まると授業の内容がだんだんと深く濃くなっていった。看護師になるための専門的な勉強や、その理解度を確認するための筆記テストが日増しに増えて、楽しい授業は無くなっていった。

このテストは六十点以下が赤点だ。赤点となった教科は再試験となるが、この再試験を受けるためには新たに試験代を納めなければならない。これが高校生との大きな違いだった。

そんな日々の中、初めての病院実習である『基礎看護学実習Ⅰ』が始まった。実習期間中は朝四時三十分に起きて、五時過ぎには家を出る。帰宅してからは課題（宿題）と事前学習（予習）をしなくてはならない。だから遊ぶ余裕なんて、まったくなくなった。

そして実習最終日、担当教員の川嶋先生が「看護におけるコミュニケーションの重要性とは、何だと思いますか？」と僕に聞いてきた。

（コミュニケーションの重要性？）

あまりにも漠然とした質問で、答えが何も思い浮かばなかった。

「えっ……」

何を言えば良いのだろう？

ただでさえ睡眠不足と疲れから頭は十分に働いていない。質問の意図すら理解できていなかった。

すると黙り込んでいる僕を見て、川嶋先生が説明してくれた。

「看護におけるコミュニケーションの重要性は『○○だ』という答えは難しいと思います。だからこそ看護師をやっていくうえで、その答えを探すのです。患者さんはたくさんいます。その患者さん、一人一人に合わせたコミュニケーションの方法があって、これは看護師過程一生涯の課題なのです」

わかったような、わからないような。何やら教訓めいた言葉だったけれど僕の心に引っかかった。

そして帰宅後、お風呂で湯船に浸かりながら考えてみた。

先生の言う通り、「看護におけるコミュニケーションの重要性」とは、答えがたくさんあって「こういうことです」と、まとめきれるものではないと思った。

これから先も、たくさんの患者さんと触れ合う。その患者さん一人一人、コミュニケーションの取り方とか、やり方は違うはずだ。

例えば咽頭癌で声帯を摘出した患者さんの場合は、言語的コミュニケーションが難しくなる。その患者さんが喜んでいるのか、悲しんでいるのかを言葉で話してもらうことはできない。だから表情や仕草などの非言語的コミュニケーションや、筆談技法でのコミュニケーションを図る必要がある。

また難聴の高齢な患者さんであれば、近づいて表情や口の形がよく見えるようにしたり、普通より少し大きめの声でゆっくり・ハッキリと話すことが必要となるだろう。

看護師は、患者さんの異変を誰よりも早く気づける医療従事者である。

だから患者さんを知ろうとする深い関心を持って話を聞くことが、まずは必要だ。そして不安の傾聴を行なう事により、身体的にも精神的にもケアしていくことができるのだ。

次回、先生に質問された時に話せるようにしないと。

精神的ストレス　急上昇

十一月になるとリハビリにも通う必要がなくなったので、体が万全な僕はアルバイトを再開した。とは言っても以前とは別の職場だ。お金は欲しいけれど学校の課題も増えたため、アルバイトをする時間も限られていた。だからもう通勤に時間なんてかけられない。

そこで探した新しいアルバイト先は、自宅近くにあるケンタッキー・フライドチキンの宅配スタッフ。

前回同様、宅配スタッフは時給が高かった。しかも通勤が楽で職場の雰囲気も良かったので、ついつい勤務時間を増やしてしまった。本来は課題をする時間を増やすために、家から近い職場を選んだのに……。

結局、精神的にも肉体的にも疲れが溜まり、遅刻や授業中の居眠りが増えてしまった。

中学・高校時代から僕にとっての授業時間は、遊びやアルバイトを全力で頑張るための寝る時間だった。そんな習慣の僕が看護学生になったからといって、すぐに直るものでもない。

当然、学力も低下して赤点も増えていった。そして宿題や課題もどんどんわからなくなり、いつも適当に書いて提出をしていたけれど、先生たちは見逃さなかった。

先生たちは授業中以外でも、昼休みや放課後になると僕を会議室へ呼び出して、いろいろな質問を投げかけてきた。

「これはなぜ、行なう必要があるのですか」

「これについては、どう思っているのですか」

何かあるたびに、一つ一つ理由を聞いてきた。しかし僕が何かを答えてもすぐに否定され、封殺されてしまった。逆に何も答えないでいると長々と説教された。

その結果、僕は押し黙ることを選ぶしかなかった。答えがわかっていても黙っていたほうが、怒られる時間が短かったからだ。


目をつけられた気がした。

何かにつけて呼び出されて怒られた。

次第に僕は、「先生たちが、僕のことを嫌っている」と考えるようになった。今思えば、先生たちは授業で後れを取っている僕を、なんとかしようと思っていたのだろう。ろくに課題もして来なくて、授業中に居眠りばかりしている学生だけど、指導者として導かなければならない。その結果が、僕を呼び出してのお叱りの言葉だったのかもしれないけど、この時の僕には先生たちの想いが重かった。

先生たちに何度も駄目出しをくらい、自分の意見も言えない状態は、まるで何も見えない真っ暗な空間にいるような感じだった。どこにいても、どこを歩いても出口にはたどり着かず、正解がわからない。それならばいっそこのまま、思考を停止して立ち止まっていたほうが良いのでは、と思ってしまうほどだった。

この頃から答えがわかっていても、黙っていることが徐々に多くなっていった。

また食欲も次第になくなっていった。食事をしないで胃が空になると、胃液だけが分泌されて胃の粘膜が荒れ、急性胃炎や胃・十二指腸潰瘍を引き起こしたりすることがある。この胃の障害を改善して、炎症を抑えて胃粘膜を修復する薬に『レバミピド錠』という薬がある。

僕は胃の痛くなる日が、少しずつ増えていった。そして次第に胃は毎日のように痛くなり、『レバミピド錠』を継続的に飲み始めた。

しかしストレスが原因の神経性胃腸炎は、もはや薬では抑えられなくなっていた。

年間予定表を見た時から、『解剖見学実習』という文字が気になっていた。

それは人体の解剖を見学する実習だったからだ。

解剖見学実習

そして二月二十九日、ついに『解剖見学実習』の日となった。お葬式で遺体を見たことはあっても、検体は何かが違っていた。

実習が始まり、恐る恐る検体の近くへ行ってみると強烈な刺激臭がした。ホルマリンによる防腐処置がされていたため、強烈な刺激臭がしたのだった。

実習は筑波大学の先生によって進められ、皮膚や筋肉・臓器の部位。さらには、その配置や尿管等についても事細かに説明をしてくれた。写真や教科書で学ぶことと実物を見て学ぶことは、まったく異なると思った。

実習中、特に驚いたのは神経についてだった。僕にとって神経とは、肉眼では見ることができないもの。顕微鏡等で確認する電気信号のようなものだと思っていた。しかし実際には太くて切れない、まるでゴムみたいな物体で横幅も一センチメートル位はあった。

「皆さんも触ってみてください」と先生が言ったので、僕は神経を触って引っ張ってみた。

凄く衝撃的な出来事だった。クラスのみんなも真剣な眼で神経を見つめ、触っていた。

実習の最後には、脳についての解説をしてくれた。脳のまわりは、ヘルメットのように厚い骨で囲まれて外界から保護されている。だから人間の頭部は結構な重さになるが、脳単体では軽いらしい。

僕はその日初めて、脳を持った。脳というものは、もっと大きくて重たい物だと思っていたけれど、実際には想像以上に小さくて軽かった。

その後、先生は前頭葉の場所や、その周辺の名前・機能についても詳しく講義してくれた。そしてさらに頭部を解剖していくと、頭蓋骨の下には脳を外傷から守るために白い蜘蛛の巣状のクモ膜があった。しかもこの白い膜は、脳のまわりにある溝にまでしっかりとあって、脳を守っていた。

人間の体は、僕の想像以上の構造でできていた。

普段の座学では学べない、貴重な体験だった。

看護師への道　その二

生命倫理を学ぶのは、とても楽しかった。

最近、弱っていた自分の心が少し和らいだ感じがした。


ある日の授業で『エレファント・マン』という映画を観た。実話をもとに描かれた作品で、主人公のメリックさんは生まれつきの病気によって奇形な姿をしていた。頭蓋骨は肥大化していて体には腫瘍があり、杖がなければ歩くこともままならない。それゆえメリックさんは『エレファント・マン』として、十九世紀のイギリスで見世物小屋に立たされていたのだ。

そんな見世物にまでされていたメリックさんだったが、僕と変わらないところもある。目があり鼻がある。顔があって髪だって生えていて、手があり足もある。

その点では、僕と何も変わらない。しかし世の中の人は、メリックさんを見て「変だ」という。僕だって、メリックさんを街中で見かけたら、「あの人、普通ではないのかな」と思ってしまうかもしれない。

では、何が普通ではないのか？

どこからが、普通なのだろうか？

最後のシーンでメリックさんは仰臥位、つまり仰向けになって寝てしまう。

メリックさんはその身体的な特徴から、仰向けで寝ると呼吸ができずに死んでしまうのだ。だから決して仰向けで寝てはいけないと言われていたのに、メリックさんは仰臥位で寝てしまった。

死を望んだのではない。普通になりたくて、周りと同じことがしたかっただけなのだ。普通か、そうではないかは誰が決めるのだろう。とても考えさせられた授業だった。

『普通』といえば病院実習中にこんな出来事もあった。ある日、担当の先生が「患者さんは、どんな歩行状態でしたか?」と僕に聞いてきた。『歩行状態』と言われても、何もピンとこなかった。なぜなら僕から見れば、患者さんは普通に歩いているだけだったからだ。だから、

「こうやって、普通に歩いて……」と説明するしかなかった。

すると先生は、「普通とは何ですか」と重ねて聞いてきた。先生の口調から望んでいない答えをしたのはわかったけど、僕からすれば普通は普通だ。

「それじゃ～、どう説明すれば良いんだよ」という言葉をぐっと飲みこんだ。

当時は先生の質問が理不尽なものだと感じていた。しかし今なら、答えられる。

「背筋を伸ばして、ふらつきもなく、足を上げて、すり足にもならずに歩いていました」

これは『普通』の歩き方かもしれないけど、これ以外にも『普通』というのは、たくさんある。例えば食べ物を口から食べられるとか、排泄が一人でできるとか、お風呂に入れるとか、日常生活に問題のない事だけを『普通』というわけではない。患者さんや障害のある人、そしてそのご家族にとっての『普通』とは、一人一人異なり千差万別だ。

ベッドの上で寝返りができたこと。声掛けに発語はできないが、笑顔で頷いてくれたこと。これらもその患者さんにとって、普通＝健康な状態の場合もある。


生命倫理で出題されるテーマは、難しくて毎回悩まされた。しかしいろいろな角度から物事を考えさせられ、新しい刺激となった。またその中でも、**『価値観の違いによって、他人と意見が合わないことがある』**ということを学んだ。

人によって様々な価値観がある以上、他人と意見が合わないのは当たり前で、何に対して重きを置くのか、物事の捉え方によっても意見は変わってくる。

「普通ってなんだろう」ということを、改めて深く考えさせられた授業だった。

祝、二年生になれる

一年生も終わるこの時期に、なぜか僕だけ特別課題が出された。『一年間の自分を振り返り、自己課題を具体的に明確にする』というレポートの提出だ。先生方も僕をどうしたら良いのかわからず、必死だったのだろう。しかしこんな課題を出されてしまった僕の方こそ必死だった。先生方が喜ぶ内容にしないと、また呼び出されて怒られ、再提出となってしまう。だから僕は先生が求めているようなことを考えてレポートにまとめてみた。

それが先生のお眼鏡にかなったのか否か、僕にはわからないけど三月十一日に行なわれた試験に合格した結果、二年生になれることがほぼ確定した。

■僕の一年次の成績
・再試験　四教科、再々試験　五教科。
・遅刻（欠課）五回。
・欠席0日（どんなに遅くなっても、休まず学校に行きました）

体温四十度超えでも、スノボ旅行

二年生への進級が決まった僕は、すでに春休み気分でスノボ旅行のことだけを考えていた。冬休み期間は再々試験や再実習があったので、アルバイトもできず手持ちのお金も底をついていた。だから進級が決まってからはアルバイト先をもう一つ増やして、一日十三時間以上も働いていた。

そして三月二十日、僕はついに念願のスノボ旅行へ行った。場所は長野県にある戸狩スキー場。今までのストレスが発散できた楽しい旅行だった。そして勢いに乗った僕は、翌週にもスノボ旅行の計画を立てた。もちろん春休みの課題も大量にあったけど、今はそれどころではない。旅行代金を稼ぐために一生懸命にアルバイトをして、たま〜に学校の課題をしていたのだった。

しかし連日のハードなアルバイトと時々の勉強疲れもあって、三月二十六日の夜に僕は倒れた。何かおかしい、ふらふらすると思ったので熱を測ってみたら、三十九度二分。

（あれ〜、やばい。明日は旅行に行くのに……）

すぐに解熱剤を飲んだけど、三時間経っても熱は変わらなかった。そこで僕は意識が朦朧とする中、おでこに湿布を貼って寝てみた。今思えば冷却シートではないし、熱など下がるはずもないけど、貼った瞬間のひんやり感が気持ちよかった。

　翌日の朝、熱はさらに上がって四十度二分。頭の中がぼんやりしていた僕は、適当に荷物を詰めて旅行に出掛けた。そして電車に乗った後、解熱剤を忘れてきたことに気がついた。しかも今朝、解熱剤を飲み忘れていた。僕は頭痛とだるさで、もう何も考えることができなくなっていた。そしてフラフラの状態で電車に揺られながら、みんなとの合流場所へと向かった。

　スキー場に着くと、この日も雲一つない晴天。僕は熱があることなんか忘れ、目一杯滑って楽しんだ。心の底から、笑って楽しんだ。

　そのおかげか、それとも湿布が効いたのか、または昨日飲んだ解熱剤が効いたのか、もしかしてスキー場の殺菌作用か……。なんと一晩熟睡して朝起きたら、熱が下がっていた。これには一緒に行った仲間達もビックリ。

（マジで～）

　そして二日目も晴天。文句なしのスノボ日和だったので、思いっきりスノボを楽しんだ。

（うはぁ～、気持ちいぃ。スノボ、最高）

親友ハヤト　学校を辞める

冬休みを満喫していた僕だけど、楽しいことばかりではなかった。ハヤトが、学校を辞めることになったのだ。

ハヤトは『基礎看護学実習Ⅰ』の再実習の初日、「こんな事もできないのであれば、看護師に向いていない」と先生に言われて、心が折れてしまったらしい。

再実習とは、本来予定されていない実習を受け直すことである。だから再実習を受ける前日でも通常通りに授業があり、その日の課題も出される。試験期間中であれば、試験勉強もしなければならない。その状況で実習を落とした場合は、

①なぜ自分が落ちたのか、その原因分析のレポート。
②どうすれば、合格することができるかのレポート。
③再試験や再実習に向けた意欲のレポート。

この三項目について、Ａ４の用紙に二枚ずつ記入して提出しなければならなかった。もちろん、レポートの内容が悪ければ書き直し。同時進行で落ちた実習の勉強と事前学習も必要となる。さらには再実習を受けるためのお金もかかる。

「こんなに反省文やレポートを何枚も書かせる位なら、その時間に試験の勉強をさせろ」と何教科も落としている僕は、いつも思っていた。当然、一晩で覚えきれる量でも課題提出できる量でもない。その状況で先生から「看護師に向いてないのでは」なんて言われたら、さすがにメンタルがやられる。

いつも先生に言われることは勉強不足・理解不足。だからこそ勉強がしたいのに、まずは反省文を提出。そして学習計画を立てて、わからないことは先生に聞きなさいと何回も説明される。しかしわからない事を実際に聞きに行くと勉強不足・理解不足と言われることの繰り返し。その結果、ハヤトは再実習二日目から学校に来なくなり、両親合意のもとに退学が決まった。また、ハヤトと一緒に再実習を受けていた豊田も心が折れて、看護師への道を諦めてしまった。

こうして僕の看護学生一年目が終わった。

自分では激動の一年間だと思っていたけど、まだまだ些細な序章にしか過ぎなかった。これから起きる地獄の日々が、もう目前に迫っていたのに僕は……。

寝る間も惜しんでアルバイトをしていた。宿題なんて後で良いと思っていた。

しかし春休みは、いつまでも続かない。僕はすぐに現実世界へと引き戻された。

第二章　看護学生二年

授業料未納

三月下旬、二年生への進級が決まった瞬間から僕の気持ちは春休みへと突入。しかもアルバイト中心の生活だったから、自分が看護学生であることなんて完全に頭から抜け落ちていた。だから学校へ通う時に使っているカバンを開けることもなかったし、手紙を渡されたことを思い出すはずもなかった。

そして四月、新学期となり気分も新たに学校へ行った。この学校は閉校予定のため、後輩となる新一年生が一人もいなくて少し寂しかったけど……。ひとまず二年生になれた僕は校舎入口にある事務所に、「おはよ～ございま～す」と元気良く挨拶をして通り過ぎようとした。すると、「あっ、松井君。ちょっと待って」と事務所の小野さんに呼び止められた。

（なんだろう？）

「あのね、松井君の授業料がまだ振り込まれていないのよ。それでね……」

「えっ、授業料？」

「授業料納付に関する手紙を渡したの、覚えてない？」

「授業料？　手紙？　あっ……」

ようやく思い出した。カバンの中に入れたままだった。またやってしまった。

三月上旬に新年度の授業料納付に関する手紙を渡されていた。僕は忘れないようにとカバンにしまったけど、この時期は再試験や課題提出等のやることが多くて、手紙のことなんてすっかり忘れていた。しかも春休みは一回もカバンに触っていない。

「あれ〜、母が忘れているのかなぁ……。今日帰ったら、すぐに確認してみます」と言って、その場を取り繕ったけど完全に忘れていた。しかも新学期初日から、やらかしてしまった。当たり前だけど、授業料はそんなに安い金額ではない。

その日の夜、母に手紙を見せると「なんで、早く出さないの」と当然のことながら怒られた。

（ごめんなさい……）

アルバイト、バレる

春休み期間中は、この一年間の憂さ晴らしとばかりに毎日遊んで暮らしていた。カラオケやドライブなどを満喫し、それ以外の空いた時間は寝る間も惜しんでアルバイトに明け暮れていた。

もちろん勉強なんてしていなかった。

こうして僕の心はリフレッシュされていったけど、体には疲労が溜まっていた。この生活リズムが新学期になっても変わらなかった僕は、授業中や休み時間にしっかりと睡眠を取って、放課後や休日には全力でアルバイトに力を注いでいた。

そして四月二十七日、僕は学校をずる休みしてしまった。

普段は父と出掛ける時間が同じだったため、毎朝起こしてもらえた。しかしこの日は父がいつもより早く出勤したため、電話でのやり取りとなった。

「起きてる?」という父の問いかけに対して、「いま、起きた」と電話口では答えたものの眠気は冷めず、僕は再び横たわって爆睡してしまった。その結果、寝坊して学校をずる休みしてしまったのだ。

こんな僕の自堕落な状況を知らないアドバイザーの高田先生は、僕の生活面をとても心配してくれた。二度も個人面接を行ない、話を聞こうとしてくれたのに僕は適当に言い訳をして、はぐらかしていた。

そして忘れもしない五月十八日の『小児看護概論』の授業中、僕はいつもとは違う強烈に激しい睡魔に襲われた。僕の席は一番前列の右端で、目の前には先生がいた。寝たら絶対にばれる最悪の席だった。しかし授業開始早々から睡魔に襲われた僕は、すぐに目を開けていられなくなり、爆睡してしまった。そして僕が寝ていることに気がついた先生は、何回か声をかけ、肩を軽く叩いたり揺さぶったりしたらしい。しかし深い眠りの中にいた僕は、机に顔を伏せたままでピクリとも動かなかった。

「これは、何かおかしい」と思った先生が、すぐに遠藤校長代理に報告したことで、事態が公になってしまった。学校長は東京都明紗会中央病院の院長が兼任していたけど、学校に来ることはほとんどなかったため、実権は遠藤校長代理が握っていた。

僕はついに、ラスボスの遠藤先生に呼び出されてしまったのだ。

面談が始まってすぐに遠藤先生は、「松井君、何かあるの？　怒らないから言ってごらん」と優しく問いかけてきた。

「生活環境や学習面のことを心配しているの」と素敵な笑顔と巧みな話術に騙された僕は、「アルバイトをしているのでしょ?」という問いかけに対し、正直に「はい」と頷いてしまった。

それからが、もう大変。大魔神、降臨。

本気で怒られた。

言葉では言い表せない程、怒られた。

言わなきゃよかった。騙された。しかし後の祭りである。

「いつからやっているの、どこでやっているの、御両親は知っているの、アルバイトの時間は何時から何時まで、週何回……」

後悔先に立たず。

『二度と在学中にアルバイトをしない』と固く、先生に誓わされることになった。

僕は深く反省し、「先生ごめんなさい。もう少しアルバイトの時間を短くして、絶対に授業中は寝ないようにします」と心の中で固く、誓っていた。

ロッカー室が汚い　その二

五月に卒業した先輩方と先生達の謝恩会が開催され、あの元三年男子メンバーも久しぶりに学校へ来ていた。その時、僕たちは油断していた。本当に考えもしなかった。

先輩方は「懐かしぃ〜」と言いながら教室や実習室を見て回り、その流れで男子ロッカー室にも立ち寄っていた。


僕たちの一学年上には男子がいない。さらに同期の二人が退学していたので、ロッカー室を使うのは僕を含めた男三人だけ。しかもロッカー室は校舎の三階にあったので、余程の事でもない限り僕たち以外は誰も近寄らない。こうなると一年前の誓いなんて、頭から完璧に吹っ飛んでいた。

ナース服をロッカー室内で干すのは当たり前。それどころか、まるで自分の部屋のようにお菓子や飲み物も、そのまま放置。もちろんエアコンはつけたままで、洗面所には歯磨き粉に歯ブラシも置いてあった。さらにはロッカー室の扉が厚かったので、大音量で音楽をかけても大丈夫な自由空間が男子ロッカー室だった。

こんな状況のロッカー室を卒業した先輩方がまた見てしまった。そして、またしてもこの惨状を先生にチクったのだった。その後すぐさまロッカー室には鍵がかけられ、誰も出入りすることができなくなってしまった。

ちょうどこの頃、授業で使う教科書が多すぎて持ち運びが大変な時期だった。教科書には厚い本もあれば薄い本もあるけど、一教科に四冊は必要だったので、一日に四教科もあれば十六冊位は必要となった。さすがにこれだけの量があるとカバン一個では入りきらないし、とても重たい。だけど僕は去年注意された時から、教科書はできるだけ持ち帰るようにしていた。ロッカー室内は汚いままなのに。(笑)

そして原嶋さんも頑張って家に持ち帰っていたけど、タカシは……。

重たいからと横着して、全部の教科書と参考書をロッカーの中に置いたままにしていた。その状態でロッカー室が閉鎖されたため、次の授業から教科書なしで受けるしかなかった。

「起立、礼、着席」

さっそく、タカシが怒られた。

「なんで教科書がないのですか？　やる気がないのなら帰りなさい」

「あの～、ロッカーの中に教科書が……」

「それはルールを破った、あなたが悪いのでしょ！」

タカシはこの後の授業でも、その次の授業でも怒られ続けた。

（頑張れ、タカシ。負けるな、タカシ）

僕は心の中で応援することしかできなかった。


この男子ロッカー室の中には、トイレがあった。僕たち男子はロッカー室内のトイレを使用していたけど、鍵を掛けられてしまったので一階にある来校者用のトイレを使うしかなかった。

先生方も前例のない出来事で、僕たちの指導に困っていたと思う。また『男子学生が常に来校者と同じトイレを使うのは良いことではない』とも考えていたそうだ。その結果、一週間後にロッカー室を解放してもらうことができたけど、その日からは男子ロッカー室の扉を常に開けておき、いつ誰が見ても綺麗な状態にすることが求められた。


これですべてが終わり、『ロッカー室が汚い　その二』も閉幕するはずだった。

しかし僕だけが、さらなる注意を受けたのだった。

ロッカー室が汚い　その二　続編

ロッカー室事件から二週間過ぎたある日、なぜか僕だけが先生に呼び出された。

その理由は反省のレポートを提出していないから。

「えっ？　レポートを書かないと駄目なのですか？」

たしかに先生には怒られたけどレポートを出せとは言われていない。それなのにレポートを提出して当然というのは、意味がわからない。

タカシと原嶋さんは、すぐに反省文を書いて提出していた。今回の件を真摯に受け止め、自分たちの犯した過ちを文章にして『二度と繰り返しません』と先生方に誓っていた。しかし僕は、先生方に怒られた回数も経験値も二人とは違う。だから反省文なんて書かなくても良いと思っていた。

しかも今はもうロッカー室も開放され、事件から十日以上が経過していたから、「今さら反省文なんて……」とも思っていたし、それよりも今回の事をきちんと反省して行動で示すべきだと考えていた。すると先生は、「自分の気持ちを先生の前できちんと言えるなら、レポートは必要ありません」と僕に説明し始めた。

この頃の僕は、先生方に何か言われると黙ってしまい、何も言えなくなっていた。

「先生の前で黙ってしまうということは先生からすると、あなたの気持ちや考えがわからないですよね。だからレポートが必要なのです」

（そりゃ〜、そうだけど。何か言えば倍以上になって叱られるのだから、黙っていることしかできないじゃん！）

な〜んてことは、もちろん言えない。

「改めて自分の行動を振り返ってみて、事実や思いを伝えるためにもレポートを提出して下さい」

なるほど、たしかにそうかもしれない。

こうして僕は遠藤校長代理宛に反省文を書くことになった。しかしこの『怒られたから、渋々反省文を書きました』と捉えられかねない生意気な態度を遠藤先生が見逃すわけはなかった。

この日から僕は、完全に遠藤先生に目を付けられることになった。

口唇部裂傷　三針縫う

僕は昔からそそっかしい。どの位、そそっかしいのかといえば……。

幼稚園生の時、スケートボードから転倒して鎖骨にヒビが入ってしまった。

「しばらく安静にしてください」

そんな医師の指示を遊び盛りの幼稚園生が聞くはずもない。その日の夜も僕は、リビングにあるソファーの上をトランポリンのように飛び跳ねて遊んでいた。

「まだ治っていないから、落ちて大けがしてもしらないよ」と母が注意しても、「だいじょうぶ～」と言って飛び跳ねた次の瞬間、バランスを崩して床に落ちた。

『ポキッ……』

右鎖骨骨折、しっかりと折れた。

小学三年生の時、僕は小学校のサッカーチームに加入した。走り回るのが嫌いだった僕のポジションはゴールキーパーで、いつもゴール付近で砂いじりをしているだけだった。そんなある日、少しやる気を出した僕はゴールに向けて蹴られたボールを右手で弾き返そうとし

た。すると……、

『ボキッ……』

ボールはそのままゴールへ。僕の右腕は、ボールの勢いに負けて半分に折れてしまった。

なんて弱い骨だったのだろう。


さらには小学五年生の時、僕は近所で何気なく自転車に寄りかかり、友達と話をしていた。特段、何をしたわけでもないのに体制を崩した僕は、自転車と一緒に左腕から倒れた。

『バキッ……』

左腕の開放骨折で、骨が腕から飛び出てしまった。しかも肘と手首の間にある全腕骨（橈骨と尺骨）が二本とも折れていた。僕はすぐに救急車で病院に運ばれ、金属製のプレートとネジで骨折部を固定する手術を受けたのだった。

それからは牛乳も沢山飲んで体もずいぶんと逞しくなったと思う。子供の頃のような、そそっかしい怪我は少なくなった気がしていた。

しかしこの日の僕は疲れていて、そのうえロッカー事件で苛立っていた。だから『ついていない時に、さらなる不運に見舞われる時もある』ということも忘れていた。

五月二十日、僕は気分転換で仲間達とバスケをした。しかしなぜかこの日は、体が思うようには動かなかった。僕がドリブルしてきた相手からボールを奪おうと身を乗り出した次の瞬間、相手の右肘が僕の前歯を直撃した。

（やっべぇ〜）

歯がジンジンする。そしてみるみるうちに大量の血が出てきて、床にしたたり落ちた。歯が唇にぶつかって下唇が裂けてしまったのだ。すぐさまタオルを押し当てたけど血は止まらなかった。

僕の唇周辺は、ホラー映画のように血だらけの悲惨な状態になっていた。

幸いにもその日、母が夜勤をしていたので僕はすぐ連絡を取って病院へ行き、治療をしてもらった。

そして『口唇部裂傷』、下唇を三針も縫うことになった。（泣）

追突事故

眠かった。

とにかく毎日、眠かった。


六月になると課題の提出が山盛り、てんこ盛り。

次から次へと課題が出され、どんなに頑張っても終わらない日々が続いたけど、やるしかなかった。

僕は毎日のように学校帰りに近所のファミレスへ行って、そのまま朝まで勉強していた。一睡もしないで学校へ行く日も、この時期から増えていったにもかかわらず、休息日である土・日曜日には、目一杯アルバイトを入れていた。

『夏休みには、旅行に行きたい』

それが僕の心の支えだった。

日にちはいつにしようかなぁ〜、場所はどこにしようかなぁ〜なんてことを考えながら、疲れた体に鞭打って毎日を過ごしていた。

七月三日の日曜日。この日は昼からアルバイトの予定だったので、早起きして勉強に取り組んだ。しかし眠気が取れなかったため、ファミレスで勉強をしようと思い、車で出掛けた。お店に行く途中、いつもの慣れている道だったからなのか、疲れていたからなのか。僕は赤信号で停止している時に、居眠りをしてしまった。

ブレーキを踏んだ状態のまま、眠ってしまったのだ。そして……。

『ゴツン！』

車の振動で目が覚めた。

ブレーキの踏み込みが弱くなったため、車が前進して追突していた。

（やっべぇ～）

今さら目が覚めても、もう遅い。

相手の運転手さんは、念のためにと救急車で病院に運ばれて行った。

僕は人生初の人身事故を起こしてしまった。（泣）

健康レベルに応じた看護Ⅱ

『健康レベルに応じた看護Ⅱ』の試験問題は、記述式のテストだった。問題文を正しく理解して解答を考え、記述するというものだ。

適当に書いて合格できるほど甘くはない。出題者の意図をきちんと読み取らないと不合格になってしまう。

そして試験の結果、半数以上が不合格となった。その中には、もちろん僕も……。再試験日は、七月二十九日。その合否が、八月二日に発表と決まったのだが。


実はその時期、学校の仲良しメンバーで海へ行く計画を立てていた。日にちは八月三日からの二泊三日。

数カ月前にこの旅行計画を立てた時は、再試験のことなんて誰も考えていなかった。楽しい旅行の事だけで頭が一杯だった。それなのに突然、再試験に受からないと後期からの授業展開に問題があると宣告されてしまった。さらに不合格者は保護者を呼んで、三者面談までするという。

「夏休みに旅行へ行くぞ～」なんて、のんきに言っている場合ではなくなった。

だから再試験メンバーは、みんな徹夜で試験勉強に取りかかった。

こうして迎えた運命の再試験発表日。受験者十五名中、七名が試験に落ちた。僕は奇跡的に六十点ぎりぎりで合格になったけど、旅行のメンバーの一人が試験に落ちてしまったので、明日からの『夏の旅行計画』が中止となった。

前日キャンセルにより旅行代金が半分も取られてしまったけど、お金以上にショックだったのは、今年の夏に海で泳げなくなったことだった。

（はぁ〜、海に行きたかった）

実はこの時に受けた他の試験で学則違反を犯した僕は、試験の無効と始末書の提出が課せられていた。

だからこそ旅行へ行って、気分転換できることを楽しみにしていたのに……。

携帯電話　持ち込み事件

「あ～、難しかった。あの問題、覚えてなかったよ」

一限目の試験の後、僕とタカシは次の試験勉強をするために給湯室へ向かった。給湯室には机とテーブルがあって、しかも冷暖房完備で冷蔵庫付き。僕たちにとって最強の勉強部屋だった。その給湯室に着いた僕たちは、すぐに暗記を始めた。

『ピピ、ピピ、ピピ……』

あっという間に時間は過ぎて、携帯電話のアラームが鳴った。次の試験まで、あと十分。アラームを止めた僕は、いつものように携帯電話をズボンの右ポケットに入れてから立ち上がり、ロッカー室へと歩いて行った。

そしてロッカー室に着いた僕は、持っていた手荷物をロッカーの中に入れ、筆箱だけを持って教室へと向かったはずなのに……。僕は大きなミスを犯していた。それは携帯電話をポケットの中に入れたままにしていたのだった。いつもズボンの右ポケットに入れているため何の違和感もなく、まったく気がつかなかった。

こうして試験が始まり開始から二十分経ったころ、ふとポケットに携帯電話が入っていることを思い出した。

（やっべぇ〜）

『試験会場には指示された物以外は持ち込まない』

学則は知っていたのに……。とりあえず僕は、そのまま試験を続行して何事も起きないことを祈った。しかし最悪の事態が発生した。

『ピロロロロ！』

携帯電話の着信音が鳴ってしまった。しかもマナーモードになっていないどころか、着信音はＭＡＸ状態。すると試験監督だった高田先生が、僕の近くに来て、「何か、この辺りで音がしませんでしたか？」と聞いてきた。

「すみません、僕です」と小さく手を挙げた僕は、ひとまず携帯電話を高田先生に預けて、テストをそのまま継続した。

今回の行為は学則違反で不正行為になってしまうかもしれない、ということは把握していた。でもこの時はまだ、甘く考えていた。

しかしそんな思いとは裏腹に緊急職員会議の結果、僕の行為は不正行為であると決定され、学則に基づく処分として当該科目の無効、及び始末書が課せられた。

何はともあれ、これで携帯電話の持ち込み事件は終わるはずだった。

携帯電話　持ち込み事件　その二

夏休み直前、高田先生から始末書提出を課せられた。僕は始末書なんて一度も書いたことがない。だからきちんと始末書の書き方を調べて、夏休み明けの初日に提出しようと考えていた。

しかし先生は、一〜二日で始末書が提出されると思っていたらしい。だけど一週間経っても、半月待っても提出される気配もなく、先生は悩んでいたそうだ。

事件から一カ月後の八月二十六日、高田先生が父に電話をした。高田先生は、今回の事件と始末書未提出の件を簡潔に説明し、保護者同席のもとで改めて話をしたいと申し出た。

電話が終わると父は、「何故、すぐに始末書を提出しなかったの」と僕に聞いてきた。

「九月の新学期になってから、出そうかと思っていて……」

「ふ〜ん。まぁ、今さら何を言っても仕方がないか。それじゃ〜、新学期初日に忘れずに提出しなよ」

「あ〜い」

僕と父の会話は、いつも通りだった。

九月七日、僕の新学期は始末書の提出から始まった。普段、レポート等の提出は専用の箱に入れておけば良いことになっていたけど、始末書は別だ。提出用の箱なんてないし、反省の気持ちがこもった文書は直接手渡ししなくてはいけないと思っていた。

そして職員室へ行くと高田先生がいたので、僕は始末書を渡した。

九月二十八日、父と一緒に面談を受けた。待ち受けていたのは副校長の鈴木先生と高田先生。この鈴木先生は公平公正な人物で、言わば学校と学生の中立派の先生だった。『良いことは良い、悪いことは悪い』と誰の味方もしないので、校長代理の遠藤先生でさえも接し方に戸惑っていたのではないかと思った。

その鈴木先生が今回の経緯、及び学則に基づく処分として当該科目の無効を父に伝えた。また僕には提出が遅れた件を始末書に追記するようにと伝え、面談が終わった。

帰宅途中、「明日学校へ行ったら、すぐに始末書を提出しなよ」と父が念を押してきた。僕は帰宅後すぐに始末書を書き直して、忘れないようにとカバンの中に入れて、その日は熟睡した。

翌日の二十九日の夜、アルバイト後に帰宅するとテレビを見ていた父が、「ちゃんと始末書を提出した？」と聞いてきた。

「あ〜、今日は鈴木先生がいなかったよ」

小腹が減っていた僕は、キッチンで食べ物を探しながら答えた。すると驚いたような声で父が聞き返してきた。

「えっ、もしかして出してないの？」

僕は夕飯の肉野菜炒めを発見して、小さい肉をひとつまみ口に頬張った。

（あっ、この肉。やわらかくて美味しい）なんて思いながら答えた。

「正式な書類だからさ。直接、鈴木先生に手渡しのほうが良いかなぁ〜と思って。だから今日は渡さなかった。というより渡せなかった」

ふと父を見ると、ちょっと不機嫌そうにしていた。

（あれ？　なんか変なこと言った？）

「そのことを昨日いた、もう一人の高田先生には言ったの？」

やはりちょっと怒り気味な声で、父が聞いてきた。

「言ってないけど？」

なんで怒っているのかさっぱりわからない僕は、もう一切れ肉を口に入れた。

（やっぱりこの肉、美味しい）なんて僕が思っている間、父は沈黙していた。

今の僕なら当時、父がなぜ怒っていたのか理解できる。鈴木先生が不在であれば、同席していた高田先生にお伺いを立てるべきだった。しかしすでに手遅れ。

父は呆れ返って言った。

「まったく……。ちゃんと明日、提出しろよ」

「あ〜い」

翌日、始末書を提出したことで携帯電話事件も無事に解決したと僕も父も思っていた。

しかしこれだけで終わらなかった。この学則違反が自主退学勧告への引き金となった。

父の弁当

在学期間中、僕のお弁当を作ってくれたのは父だった。僕のお弁当箱は、ご飯・スープ・おかずの三つの容器が丸ごと入っている魔法瓶式の保温容器だった。だからご飯はホカホカ、スープは熱々。いつも出来立てで、温かい保温容器の長所をフルに活用した父のヘンテコなお弁当は、いつも楽しかった。

例えば、スープを入れる容器に普通は味噌汁等を入れるけど……。
ある夏の日には、この場所に麺つゆと氷が入っていた。そしてご飯の容器にそうめん、おかずの容器には揚げ玉とハムとネギ。つまり、『そうめん弁当』の完成だ。夏の火照った体に冷え冷えのそうめん弁当は、すご～く美味しかった。逆に冬場には熱々のオニオンスープやタマゴスープ等が入っていた。
しかしこんな成功例ばかりではない。スープの容器にマクドナルドのハンバーガーが丸ごと入っていた時は、保温機能のせいでパンがカチカチに乾燥していて、硬くて食べられなかった。（泣）
またある時のお弁当は、氷とご飯とふりかけだけ……？

食べ方がわからないと父にＬＩＮＥをすると、

「まず氷の上にご飯とお水を入れてかき混ぜ、ふりかけをかけて、もう一度混ぜれば……。時間がない時でも、すぐに食べられる冷たいお茶漬けの完成です」と返信が来た。

毎回、びっくり・ドッキリさせないと気が済まない父は、何かしらのウケを狙った弁当をよく作っていた。

こんな僕のお弁当は、いつも友達や先生方から面白がられ午後からの活力となっていた。

看護実習

九月下旬より本格的に看護実習が始まった。僕とタカシはウィークリーマンションを一緒に借りて実習先の病院まで通う事も考えたけど、家賃が高かった。当然、僕たちの家はそんなに裕福ではない。あきらめて自宅から通うことにした。

実習場所は都営新宿線『神保町駅』から徒歩三分の場所にある、東京都明紗会中央病院。月曜日と火曜日は実習日で、病院へ行って実習をする。水曜日は看護学校へ行って、二日分（月・火）のレポートをまとめる。そして木曜日と金曜日は、また病院で実習。土・日曜日は、自宅で二日分（木・金）のレポートをまとめる。実習中は、これの繰り返しだった。

また実習期間は、とにかく時間がない。特に通学時間が一番、もったいない。そこでウィークリーマンションを諦めた僕たちは、頭をフルに回転させて……。病院の近くにあるシャワー付きのマンガ喫茶を上手に活用した。

（バレたら当然、怒られる）

月曜日と木曜日の朝は、いつもと同じように身軽な状態で病院へと向かう。

夕方、実習が終わると神保町の隣にある九段下まで歩き、まずはラーメンを食べて腹ごしらえ。その後、ファミレスに移動して猛勉強。

もちろん睡眠も必要だ。眠る時はタカシとお互いに声を掛け合い、ファミレスの机に突っ伏して、代わる代わる三十分交代で寝た。そして朝方になったらマンガ喫茶へ行き、シャワーを浴びて乗り切る計画を立てた。

通学時はスーツ姿だけど行き帰りしか着ないため、ほとんど汚れていない。しかも実習中はナース服に着替えていて靴下も履き替えるため、Tシャツも靴下も気にならなかった。

唯一、パンツだけは準備していないため、この期間の火曜日と金曜日はパンツを裏返しにして履いていた。（笑）

これの繰り返しで、卒業するまでの実習を何回も乗り越えた。

（注意：良い子は、絶対に真似をしないでください）

看護実習は、常に時間との闘いだった。

看護師への道　その三

『成人看護学実習Ⅰ』で僕が受け持った患者の青木さんは、二型糖尿病を患っていた。また合併症で糖尿病足病変になっていて、左足の第二趾には潰瘍があった。

僕が青木さんの足浴をしていると、「俺の足は、どうなっている」と青木さんが聞いてきた。しかし、「どう」と聞かれても困る。僕は医師ではないし看護師ですらない。治っているという根拠はないし、もちろん悪くなっているという根拠もない。現状を伝えるにしても、どう伝えれば良いのかわからなかった。

糖尿病の患者さんは血糖値が高くて血がドロドロの状態のため、血管が詰まりやすくなっている。血管が詰まると足先まで血液が行かずにどんどん黒くなり、やがて足は死んでしまう。青木さんの足は、すでに真っ黒な状態だった。

しかしこの状況をどう表現したら良いのだろうか。

看護実習初日、僕は足を洗う『足浴』の同意を青木さんにお願いした。すると「えっ、学生さんがするの。学生さんじゃ……。それで看護師さんは、良いって言っているの？」と不安そうな顔を隠さなかった。その結果、僕は足浴を二回も見学することになった。

たしかに一回目は、看護師さんがどのように足浴を行なっているのかを学ばせてもらうためだったけど、二回目は……。僕自身が怖くて不安だったから見学をした。

この僕が感じている不安は、もちろん患者さんにも伝わる。そう考えた僕は、「患者さんのことを思うと、次回も僕がやらないほうが……」と先生に伝えた。すると「それでは清潔ケアをしないことによって患者さんはどうなるの？」と聞き返され、何も答えられなかった。


今考えてみれば、一番大切なことは患部を洗って清潔に保つことで、感染予防していくことだ。もちろん血糖コントロールも大事だけど、一番怖いのはそこから菌が入って蜂窩織炎《ほうかしきえん》等の感染症を併発することだった。

蜂窩織炎は爪水虫が原因でもなるから、爪の確認も足浴時に重要だ。だからこそ絶対に足を洗わなくてはならない。しかしこの時の僕には、そんなことを考える余裕はなかった。そして反対側の健足だけを洗わせて頂くことになった時も、緊張して手が震えていた。

それから三～四日もすると、ようやく僕にも患部や潰瘍がどうなっているのか、観察する余裕が生まれてきた。しかし、「俺の足は、どうなっている？」

この質問に対しては、やっぱりどんな表現をすれば良いのかはわからなかった。

実習最終日、午前中に青木さんの足浴を計画していたけど先生に呼ばれて行なうことができなかった。そして病棟を去る時、青木さんに「今日、足を見なくていいの？　できれば最後に洗ってよ」と言われた時、とても嬉しかった。この実習で一番、嬉しかった。患者さんに信頼されたこの瞬間は、本当に嬉しい。

僕が青木さんに対してできたことってなんだろう。初めは渋っていたのに看護学生の僕を受け入れてくれて、「足浴をやって」とまで言ってくれた。

患部を洗うことの大切さと、患者さんの不安に寄り添うことの必要性。そして血糖コントロールをしないと足がどんどん真っ黒に進行し、やがて壊死してしまうこと。これら『**授業で得た知識・技術を臨床の現場で経験し、体得すること**』が、今回の看護実習の目的だったのかなぁ～と今は思えるけど、当時は何一つ、わかっていなかった。

看護師への道　その四

当時の僕は、青木さんという患者さんの全体像を把握していなかった。青木さんは三十代男性。糖尿病で足が黒くなり動かすことができない状態だった。しかしどんなに変色しても、足が動かせなくても切断しないで欲しいと願っていた。

自分の足が駄目になったことを、まだ受け入れられない状態だった。

何が青木さんにとって問題なのか。何が今の青木さんに一番必要なのか。

「松井君が、立派にここで働いている姿を死ぬ前にみたいね」と、言ってくれた青木さん。

今思えば、淋しかったのではないかと思う。

独身の青木さんにはお見舞いに来てくれて、ゆっくり話せる人がいなかった。看護師さんには、のんびりと話をして聞いてくれる時間などない。だから自分が努力している食事療法を、きちんと聞いて理解してくれる人なんて誰もいないと感じていたのではないだろうか。

もちろんこれは青木さんだけのことではない。長期入院や慢性疾患を患っている人も、このような思いを抱いているのかもしれない。

初対面の時、青木さんは看護学生の僕に対して不安を感じていた。しかし何回も話をすることによって、心を開いて受け入れてくれたのではないだろうか。

実習開始から二〜三日経ったある日、青木さんが「俺、本当は海外旅行にも行きたかったんだよね」と話かけてくれた。

「温泉旅行にも、よく行ってたけど……。でも、もう行けないよね」

その後も青木さんは行きたかった場所や、やりたかったことを三十分近く、話続けた。僕はただ頷き相槌を打つだけで、何もしてあげられない自分が悔しくて情けなかった。しかし今は、僕のしたことが無意味ではなかったとも思う。

青木さんが実際に海外旅行に行けるわけではない。昔のように温泉に入れるわけでもない。それでも海外や旅行について話をするだけで、想像を膨らませて楽しむことができた。

誰かが話を聞いてくれるだけで、こんな自分でも受け入れてくれていると認識して、話している人は気持ちが楽になれるのではないだろうか。

つまり誰かに話すと楽になるのではなくて、『**誰かが話を聞いてくれるから、気持ちが楽になれる**』のだと僕は思う。

患者さんの話を聞くことなら、看護学生でもできる。

まずは、ここから。

看護師への道　その五

この実習で僕が受け持ったもう一人の患者さん、内田さんも二型糖尿病で腫瘍マーカーが高値のため、精査目的で入院していた。そして検査の結果、ＥＲＣＰ（内視鏡的逆行性胆管膵管造影）検査を行なうことになっていた。

この検査は口から内視鏡を十二指腸下行部まで挿入し、総胆管と主膵管に造影剤を逆行的に流し込むので、かなり大掛かりな検査の部類であった。

「これで胆管がん・膵がんなどの診断ができる」という説明を、内田さんは医師から受けていた。僕は内田さんがどんな思いでこの検査に向かうのか、どんな配慮をすれば良いのかを考えるために、まずはこの検査について詳しく調べてみようと思った。

まず、『胃に内視鏡が通る』ということは、前日の夜から禁飲食となる。またこの検査はリスクも大きく、急性膵炎や胆道感染症になる可能性もあることがわかった。僕は少しでも内田さんの悩みを分かち合おうと考えていたけど……。

実際は違った。

内田さんは検査自体には、不安がなかった。それよりも検査結果で膵がんだと確定してしまうことが怖かったのだ。相手を理解するということは、単に病気を調べるだけでなくて、「患者さんの立場になって、何が一番不安なのかを考えることが必要だ」ということを学んだ。

それからもう一つ、今回の実習を通して学んだことがある。内田さんも青木さんも僕を頼りにしてくれるようになってくれたことだ。それならば、その期待に応えるためにも生半可な気持ちで援助してはいけない。患者さんがどんな気持ちで入院して、今までどんな過ごし方をしてきたのか。

まずは患者さんに興味を持ち、「何故だろう」と思ったらすぐに調べる。そしてわからなかったら、すぐに聞く。

曖昧で終わらせず、わかるまで考えることの重要性をこの実習で学んだ。

僕にとって、今回の『成人看護学実習Ⅰ』は、大きな意味を持つものになった。それは『看護師になりたい』という意識が、強く目覚めたからだ。

しかし、この思いとは裏腹に合格することはできず、再実習となってしまった。

看護師への道　その六

『老年看護学実習Ⅰ』を介護老人保健施設の『青雲の里』で行なった。今回の実習では看護学校の担当教員と、この実習先で勤務している人（指導者さん）が、僕たち学生の指導役となって親切丁寧にいろいろと教えてくれた。

『成人看護学実習Ⅰ』を落とした僕は、「今度こそは」と気合も十分だった。

カンファレンスとは、医師や看護師が患者さんの症状や治療方針について話す場のことを言う。実習初日もこのカンファレンスが行なわれ、その時に僕が作成した資料を明日のカンファレンスで使いたいので、必要枚数分コピーをしておくよう指導者さんに頼まれた。この時、担当教員の川嶋先生はその場にいなかった。

資料の用紙サイズはA３。家庭用プリンターでは印刷することができないため、僕は自宅近くにあるセブンイレブンで翌日の朝、コピーをした後に施設へと向かった。やる気は十分にあるし、事前準備も完璧だった。僕はカンファレンスが始まる前にコピーしてきた資料を振り分けて、川嶋先生が来るのを待った。

そしてカンファレンスルームに来た川嶋先生が最初に発した言葉は、「あれ、松井君。この資料をどうやって作成したの？」だった。

「えっ？　僕の事前学習資料をセブンイレブンでコピーしたのですが……」

「……」

また何かやらかしてしまった。そんな空気がカンファレンスルームに流れた。


今回の問題点は、**セブンイレブンでコピーをしたこと**。個人情報が記載された患者さんの記録を施設外に持ち出すことは禁止されている。ましてや、コピーなどしてはいけない。

しかし僕がコピーしたのは僕が作成した事前学習資料で、そこには僕が教科書や参考書から勉強した内容しか書かれていないし、患者さんの記録などは、もちろんない。ところがそれでもダメだった。事前学習の紙には学校名が印刷されていて、まずはその点を指摘された。そして実習中は、どんな紙でもコンビニなどでコピーをしてはいけないと教わった。それがたとえ、白紙の紙でもだ。

もちろん僕は、「何故、ダメなのですか」と先生に聞いた。すると先生は、「学生は何が良くて、何が駄目かの判断が一人で行なえないから」と答えた。

たしかにそうかもしれない。思えばこの注意点については事前学習日にも説明があった。実習要綱や施設の説明用紙などを何度も確認して、慎重に行動しなければならなかったのだ。

それでは、どうしたら良かったのか。
基本的には実習が始まる前に、学校で必要枚数をコピーしておく。そしてコピーの件も含めてわからない事や何か疑問に思ったら、すぐに指導者さんに相談する。これが大原則だ。もしも施設を出ていて指導者さんに連絡が取れない場合は、先生に相談するべきだった。コンビニでコピーをしたこと、それだけが問題なのではない。いつ、どこでコピーをすれば良いのかに疑問を持ち、わからなければ確認するという動作に至らなかったことが問題だったのだ。

看護の仕事は、『**自分勝手に判断してはいけない**』
わからなければ先生に聞く、これが大切な事だった。

インシデント

医療の現場では、事故に至る可能性のあった出来事をインシデント（incident）と言う。このインシデントは不注意や確認不足・思い込みにより発生するため、もしも看護実習中に発生させた場合は、実習が即中止となることもある。

僕はこのインシデントを、一つの実習で二回も起こしてしまった。

◎インシデント　一回目（入浴介助）

受け持ち患者の大塚さんが入浴した際、僕は大塚さんの手を握って一緒に浴槽前まで歩いた。この施設にある浴槽の入口には、手すり付きの下り階段があって、その階段を下りると大浴場のような広い浴槽になっていた。大塚さんは浴槽入口まで来ると僕の手を放して階段の手すりへと持ち替えた。そしてゆっくりと階段を下りて、手すりのない浴槽内を四歩くらい歩いたところで湯船に浸った。

この時の僕の服装は実習着に下半身がジャージ姿。それに浴室用のサンダルを履いていたから、さすがに浴槽の中まで一緒に入ってはいけないと思っていた。

そして浴槽の外で大塚さんを見守っていたのだけれど……。

これは完全にインシデント。

大塚さんを一人で独立歩行させたことが問題だった。

大塚さんはシルバーカーを用いた歩行を行なっていて、カルテにも『歩行状況：シルバーカー』との情報があった。だから歩行時にはシルバーカーを使用するか、歩行介助をしなければならない。そんな状態の大塚さんを一人で、しかも倒れてもすぐに支えることのできない場所に立たせたことが問題だったのだ。

僕は入浴介助前の行動計画発表時に、「入浴介助で歩行する時、大塚さんには転倒のリスクがあるので必ず手をつなぎます」と宣言した。しかし洗い場から浴槽前までのイメージはできていたものの、浴槽に入った後の過程についていては一切考えていなかった。しかも浴槽内は転倒するリスクが高く、手すりも濡れていて危険だ。

本来であれば手を繋ぎ、滑ってよろけても大丈夫な姿勢で体を支えるようにして、浴槽内もゆっくり歩行介助しなければならなかった。

たまたまこの時は大事にはならなかったが、僕の不注意や確認不足・思い込みにより事故に至る可能性のあった出来事が発生した。これがインシデントだ。

◎インシデント　二回目（歩行介助）
最終日の朝、僕はこんな行動計画を発表した。

「大塚さんは普段、ぬり絵や縫い物などの室内作業が多くて外気に触れる機会が少ないと思ったので、サーカディアンリズムの調整と気分転換を目的として、五階にある屋上庭園をお散歩させてみては、と考えたのですが……」

この発表を聞いていた指導者さんは「良いですね。それでは大塚さんとも相談して決めましょう」と僕の提案に賛同してくれた。その後、大塚さんに聞いてみると本人も喜んで快諾。朝から、すべてが順調に進んでいた。

その後、大塚さんに「指導者さんがエレベーターの前で待っているように」と指示したことを伝えると……。大塚さんが杖を使って立ち上がろうとした。

（あれ？）

僕は首をかしげた。今まではずっとシルバーカーを使っていて、杖を使っているのは見たことがなかったのに。

「杖に変わられたのですか」

「そうなのよ」

大塚さんの答えに「そうなのか」と納得した僕は、杖を突いて歩く大塚さんと一緒にエレベーターの前まで行って、指導者さんを待った。

そして数分後にやって来た指導者さんと一緒にエレベーターで五階へと上がった。この日は快晴で、大塚さんも笑顔で楽しそうに散歩を始めた時、指導者さんがある事に気づいた。

今回の問題点（インシデント）は、歩行介助で『杖歩行』をさせてしまったことだった。大塚さんは『杖歩行』を強く希望していたけど、安定した歩行をするためにも『シルバーカー』を使用しなければならなかった。

僕が大塚さんに杖歩行をさせてしまった原因は、疑問に思わなかったことと、報告や相談をしなかったこと。そして大塚さんに認知症があるにもかかわらず、その発言を鵜呑みにしたことだ。


入浴介助と歩行介助の二件のインシデントは、即重大問題として取り上げられ、僕の実習が終わりとなってもおかしくはない出来事だったのに、大丈夫だった。何も問題にはならなかった。おそらく指導者さんが優しかったから、見逃してくれたのかもしれなかった。

しかし指導者さんが僕を大目に見てくれたのは、この出来事までだった。

ソフト食の感想　未報告事件

お昼休み直前、僕は指導者さんと二人で調理室へ行き、ソフト食を受け取った。ソフト食というのは食材をミキサーにかけてペースト状にした物。ゼラチンなどを使って元の形と同じように形成してあって、高齢者が安心・安全に食べられる食事のことだ。

初めて見るソフト食に、（へぇ〜、これが……）なんて不思議そうに見ていると、指導者さんが実習メンバー全員で食べて欲しいと言ってきた。

「ソフト食は作るのに手間もコストもかかるし、面白半分に食べる物ではないですよね」とつぶやいた僕に指導者さんは、

「あっ、ソフト食のお金は大丈夫ですよ。でも、やって欲しいことがあります。スプーンで薄くすくって、舌の奥の方に置いて、そのまま流し込んでください。こういうソフト食を食べている人がどんな気持ちで食べているのか、想像しながら食べて欲しいのです」

指導者さんは、ご飯の蓋を開けながら話を続けた。

「ご飯もね、こんな感じになっているから。ご飯にも注目して味わってみてね。それから食べ終わったら、ぜひ感想を聞かせてください」

「はい」

その後の昼食時、僕は指導者さんに言われたことを実習メンバーに説明した。そして、みんなでソフト食を食べてみた。喉の奥に置くと『ごくん』と飲み込まなくても『つるん』と入っていく。まるで糸こんにゃくみたいだった。この食事なら歯の無い人でも美味しく食べることができて、誤嚥性肺炎の多い高齢者にも最適だと思った。


食事も終わり、みんなでソフト食についての感想を話し合っていると、時間はあっという間に過ぎていた。僕たち実習生は休憩時間でも、のんびりなんてしていられない。すぐに後片付けをして午後から行なう活動の最終確認をした。

そして最後のアクティビティを行ない、その内容を報告。最終カンファレンスをもって、『老年看護学実習Ⅰ』が終了となった。

「うゎ～、なんとか実習が終わったぁ～」

インシデントの事を忘れていたわけではないけど、実習が終わった解放感のほうが強かった。

（これで、やっとゆっくり眠れる……）

しかし翌日の学内実習日、またしても先生に呼び出された。

「松井君。昨日、指導者さんに何か言われなかった？」

先生に問いかけられて、ようやく思い出した。ソフト食のことだ。完全に忘れていた。

感想を聞かせて欲しいと指導者さんに言われたにもかかわらず、報告をしていなかった。

忘れて良いとは言わないけど、感想が重大なことだとは思ってもみなかった。昼食時に感想を言い合った際、僕はその場にペンがなかったので書き留めなかった。その結果、感想のことなど頭からすっかりと消えてしまい、報告をすっぽかしてしまったのだ。

このこともあってか、指導者さんから学校側に二件のインシデントも伝えられ、僕の『老年看護学実習Ⅰ』の不合格が決定的となった。

しかも今回のインシデントは僕だけの問題には留まらず、遠藤先生が学校代表として実習先に謝罪するまでに発展した。

これが原因かどうかは定かではないけど、この頃から加速的に再試験・再実習が増えていった。

再試験の一例

十一月二日　『成人看護学演習』　再試験決定
十二月九日　『健康障害を持つ小児の理解』　再試験決定
一月十七日　『統合看護技術』　**再々試験**決定
二月十四日　『小児看護学演習』　再試験決定
二月二十八日　『母性看護学演習』　再試験決定
三月六日　『精神看護学演習』　再試験決定
三月六日　『母性看護学演習』　**再々試**験決定
三月九日　『老年看護学実習Ⅰ』　再実習決定

こうしてストレスも徐々に溜まり、時々激しい腹痛にも見舞われた。凄く痛くて苦しくて、めまいもして……。

ついに僕の身体中が悲鳴を上げ始めた。

看護師への道　その七

その①　わからないことは、すぐに質問する。

「なぜ」と思ったら、すぐに調べる。それでもわからなければ先生に聞く。

こんな当たり前のことが、この時の僕にはできていなかった。わからないことがあった時、先生ではなくクラスメイトに聞いていた。

先生方に聞きに行くと、その質問に対する回答ではなく、「なぜ、そう思ったのですか。それは以前にも説明しましたよね」と詰問されてしまうからだ。だから僕はいつも友達に聞いていた。これが一番の問題だとは気がつかずに。


実習中に僕が大塚さんの髪をドライヤーで乾かしていた時、

「入浴後には頭と足の裏も乾かしてあげてください」と指導者さんが言ってきた。

(なぜだろう?)

「なぜ足の裏も乾かすのですか」と僕が指導者さんに質問すると、「普通は、なぜだろうって思うよね。それじゃ〜、自分で調べてみてください。きっとわかった時は楽しいですよ」

と、指導者さんは笑って教えてくれなかった。

その後、実習の合間に調べてみると入浴後には皮膚の角質層（足裏の内側）に水分を含んでしまうため、大きく膨らんだ状態（ふやけた状態）になることがわかった。これを乾かして元に戻すためにドライヤーが必要だったのだ。また浸潤環境は水虫が大好きなため、ドライヤーで乾かすことは水虫予防にもなり、菌の繁殖を防ぐことができる。既に水虫になっている人の場合は、ドライヤーで乾かした後に指の間をガーゼで挟み、指と指がくっつかないようにすると良いと書かれていた。目からうろこが落ちた気分だった。

学ぶことの楽しさ、質問することの楽しさが、少しわかった気がした。

わからないことは、すぐに質問する。

それが重要だった。

その②　優先順位を間違えない

僕は先生から言われた課題の優先順位を間違えていた。いつも施設利用者さんの身体・心理・社会面から勉強をしていたから、先生に何かを質問されても、「まだやっていません。調べていません」と返事をするしかなかった。

僕が目指しているのは看護師であって、介護士ではない。

本来やらなくてはいけないのは看護過程で、やるべき課題の優先順位を間違えていた。

『老年看護学実習』で行なう行為は、介護士の仕事によく似ている。介護士は高齢者や障害者の生活のお手伝いや介助を行なうが、看護学生は看護が基本だ。

例えばドライヤーで頭を乾かしながら頭皮の状態を観察し、もしも頭皮に何か異常があれば担当教員に報告をする必要があった。

その点をはき違えていたから、僕は排泄や清潔の観察点を指導されることが度々あった。

スピリチュアルケア

僕には姉が二人いる。七歳離れている長女は看護学校を卒業後、母と同じ南埼玉グループの本院である南埼玉中央総合病院に勤務した。母も姉も看護師で自由奔放。休日をフルに活用して一年中、国内外問わず旅行をしていた。

そんな二人の行動を見ていた四歳年上の次女は、大学四年生で卒業間際にもかかわらず、看護学校を受験して看護師を目指し始めた。僕と学校は別だけど、同じ看護師の道を選んで同学年となったのだ。

十二月八日、姉弟が久しぶりに揃ったので最近教わったスピリチュアルケアの授業の話をした。すると長女が悲しい話を教えてくれた。

スピリチュアルケアとは、死が間近に迫った人に寄り添う看護のことだ。長女が話し始めたのは、**明日亡くなる二十五歳女性の話**だった。

彼女は南埼玉中央総合病院に看護師として勤務していたが、自己都合で他の病院へ転職をした。しかしその病院ではいじめがあって、彼女が標的となったらしい。

その結果、彼女は精神的に弱ってしまい、自殺未遂を何回も繰り返してしまった。

そんなある日、彼女を心配した彼氏が部屋に来ていたそうだ。そこで何を話したのか知らないけど、彼氏が少し昼寝をしている間に彼女が首を吊ってしまい、心肺停止。その後、なんとか心臓は再び動き始めたけど、脳死となってしまった。

後日、運転免許証の裏にある『臓器提供に関する意思表示』に彼女が署名していたことがわかり、明日の移植手術で死亡するのだった。

『私は、脳死後及び心臓が停止した死後のいずれでも、移植のため臓器を提供します』

この臓器提供意思表示カードを僕も携帯している。小学校高学年で『生きること、死ぬこと』という死生観に関する授業を受けたことがきっかけだった。当時は、『死ぬ』とは苦しくて病気でこの世を去ることだと思っていた。だから絶対に死にたくないと思っていけど、今は少し違う考えを持っている。

死について語るのは日常生活ではタブーな雰囲気もあるが、この世に生まれてきた時点で死は避けられない。そして死は万人に等しく訪れることだから、目を背けてはいけない。

スピリチュアリティ的な考えを持ちながら生きることは、大切なことであると僕は考えている。

スピリチュアルケアの授業を受けたことで、僕は再び死について考えてみた。

どのように生き、どのように死にたいのか。

僕にとって最優先とは何なのか。

僕の人生を支えているものとは、何なのか。


先日、「あなたの大切な物を十二個考えて、紙に書いてください」という授業があった。

僕らは素直に自分の大切な人や物・お金などを記入した。

すると先生は「合図をしたらその紙を一枚、破きなさい」と言った。紙を破くことで大切な物を失う疑似体験をするのだという。そして先生が合図を出したので、僕は十二枚の中から一番大切ではない物を一つ選んで破った。


また先生が合図を出して、僕らは一枚ずつ紙を破いていった。

段々、みんな悩み始め、中には泣きながら破く人もいた。

こうして次第に枚数が減っていき、僕の手持ちは残り二枚となった。その二枚に書かれていたのは、父と母だった。

普段は何も意識してなく、好きなのはお金と友達ぐらいだと思っていた。

しかし両親の名前を書いた紙を最後まで破くことはできなかった。

この時に初めて気づかされた。僕にとって両親が大切な存在であり、僕が亡くなる時には一番そばにいて欲しい大切な人だということを。そして延命治療はせずにペインコントロールのみとし、亡くなった後に使える臓器は、すべて誰かのもとで役立つような死でありたい。

これが今の僕のスピリチュアリティである。

十二月九日に亡くなる彼女が『臓器提供に関する意思表示』に署名したのは、看護学生時代だったそうだ。『緩和ケア、及びスピリチュアルケア』の講義を受けた影響だったのか、今となってはわからない。

「いじめられているなら、その病院。辞めていいのに」

何気なくつぶやいた次女の一言が、とても印象的だった。

メニエール病　発症

「やる気があったにもかかわらず、なぜ求められているところまで、できなかったのですか？」

『成人看護学実習Ⅰ』の再実習の件で先生に呼び出され、真っ先に聞かれた。

なぜできなかったのか、自分でもわからない。

僕にはやる気があったにもかかわらず、結果がついてきていないことを先生たちは指摘してきた。


先生に言われた、ほんの簡単な作業ならできた。しかし「充足・未充足の判断をやってきます」と、言ったにもかかわらずに何もしていないなんてことは、ざらにあった。

「充足」・「未充足」とは、患者さんを看護する上で初めに判断しなくてはならない基準のことだ。

学習のやり方がわかっていないのか、それとも学習の速度が遅いのか……。

僕の場合は学習のやり方を間違えていた。僕は一つずつ考え、調べてから行なうという効率の悪い方法をしていた。だから先生方の求めた範囲を、すべて終えることができなかったのだ。語弊があるかもしれないが、とりあえず適当でも良いから全部に手を付けて、課題を終わらせておけば良かった。

理想だけでは、看護師にはなれない。
なりたいだけでは、看護師になれない。

現実はとても厳しかった。僕に足らないのは成績だけではなく、看護師を志す者としても不足な点が多かった。みんなは単位を落としても、再試験が一～二教科程度しかなかったのに、僕は再試験だけでも四教科。さらには再実習が一教科にレポート提出まで……。そして呼び出され、問い詰められる日々。
心も体も疲れていた。自分を否定するような考えも芽生え始め、学校にも行きたくなくて布団に潜っていた。
寝坊したと父には嘘をついて、学校を休んだことも多かった。

この頃から僕は、めまいや吐き気などの症状に悩まされ、ストレスや睡眠不足。そして疲労により、メニエール病を発症し始めていたことが後でわかった。

精神的ストレス　MAX

ぼ～っとしていたわけでもなく、考え事をしていたわけでもない。

ただ疲れていた。いろいろな事が重なりすぎて何もわからなくなっていた。

十二月十日、車で出かけた時に一時停止違反で捕まった。（一時不停止、二点）
僕は七月に人身事故（安全運転義務違反、五点）を起こしたばかりだから、今回の違反点数を合わせると合計七点で免停三十日間が確定した。この後、出頭命令に従って免許センターで略式裁判をした後、違反金を支払えば一日だけの免停で済む予定だけど……。
今の僕には、お金も時間もかなりの痛手だった。しかも一年以内に大きな事故や違反があると免許取り消しになると言われた。

十二月二十八日に行なわれた再試験、僕は合格したのに一緒に受けた女の子が不合格となった。初めて再々試験が決定して、泣きながら家に帰って行った。

僕なんて再々試験を何回も受けているのに……。

普通は一教科でも再試験が不合格になると、かなりショックを受けるらしい。僕の感覚はすでに麻痺していて試験に落ちても受かっても、「はい、そうですか」と心はまったく動かなかった。しかし僕が三年生になるためには、まだ三教科も合格していなかった。しかも、『精神看護学』の再試験については始末書を提出してから何の連絡もなかった。

数日後、行政処分の通知が来た。一月五日に出頭すれば、免停三十日が一日に短縮されるのだけど……。翌日の六日からは学校が始まり、しかも初日から試験が二教科もあった。

またしても幸先の悪い新学期の開始を迎えてしまった。

そして免停を乗り越えた一月十四日、その日は朝から頭が痛くて関節も痛かった。そこで熱を測ってみると、三十九度二分。病院へ行く時間なんてないけど、熱を下げないと明後日から実習には行けないし……。仕方がないので病院で診察してもらうと、インフルエンザだった。（泣）

駄目なことはわかっていたけど、病院で貰った解熱剤を二倍飲んでみた。でも三十九度以下には下がらず、明後日から実習に行くのは絶望的となった。

月曜日の朝、先生に休みの連絡をすると「自己管理がなってない」と怒られるに違いない。幸先の悪い新学期は、さらに最悪のスタートとなった。

精神看護学の再試験は？

インフルエンザもすっかり治り、集中して勉強に励んだ二月。副校長の鈴木先生に、

「ちょっと話があるから、放課後残ってね」と廊下で呼び止められた。

そして放課後、面談室へ行くと「何のことか、わかりますか」と鈴木先生が唐突に聞いてきた。

「えっ～と、精神看護学の試験のことですか」

「教職員で会議した結果、精神看護学の再試験は受けさせることができません」

突然のことで、僕は先生の言っていることが理解できなかった。

「えっ、あの～。それではどうしたら……」

なんとか声を絞り出して先生に聞いてみると、

「今は、結果しか伝えられません。今後のことは、ご自身でも良く考えてみてください」

鈴木先生は自分の伝えたい事だけを言って、面談室から出て行ってしまった。

良く考えてと言われても……？

それはともかく、まずは目先の『成人看護学実習Ⅰ』の再実習を乗り越えなければならなかった。

看護師への道　その八

『体の大きい人ほど痛みに弱い』という説がある。科学的な根拠はないけど、力士には注射嫌いな人が多いそうだ。その理由は、『痛いから』である。

　実際に相撲協会のツイッターで、健康診断の採血注射に顔をゆがめている力士が紹介され、海外でも話題になっていた。

『体の小さい女性のほうが痛みに強い』なんて話も、解剖生理学の先生に教わった。

『成人看護学実習Ⅰ』の再実習で僕が受け持った患者の野口さんは、大腿骨頸部骨折で入院し、人工骨頭置換術を行なっていた。また膀胱がんもあったので、TUR-BT（経尿道的膀胱腫瘍切除術）の後、右尿管がんや右高度水腎症になったため、右腎尿管全摘と膀胱部分切除術もしていた。

　術後、腎摘部（腎臓摘出部位）と膀胱部分切除部の二カ所にドレーンがつながり、また全身麻酔のため膀胱留置カテーテルを挿入していた。野口さんに出現している疼痛は主に、右腰部痛、下腹部痛、膀胱留置カテーテル刺入部の三つに分けられた。

術後一日目は術後疼痛が強く、下腹部の疼痛がＮＲＳ（痛みの数値評価スケール）を用いると十分の十とＭａｘであり、人生の中で一番痛かったと野口さんは訴えていた。また右腰部痛は十分の八で、膀胱留置カテーテル刺入部は十分の五。カテーテルを動かされた時の瞬間的な痛みが、十分の九と言っていた。

野口さんは「これほど疼痛が強いと何もしたくない」と言うことが多かった。実習期間中も緊急手術が行なわれて、野口さんの身体的苦痛は増加していた。こんなに疼痛がある患者さんに、どのように接していけば良いのだろうか。

「野口さんは疼痛があって、『清潔ケアは昨日したから、今日はしないで』との発言がありました」

「それでは、どうしたら良いと思いますか？」

「野口さんは疼痛が強いので、学生の僕がケアするよりも看護師さんがケアしたほうが、疼痛も軽減して時間も短縮できるかと……」

この時、僕は疼痛のある野口さんへの看護を放棄していた。自分のケアが原因で痛みがさらに強くならないかという不安もあって、怖かったからだ。

だからどうしたら疼痛をあまり出現させず、安楽に実施することができるのかを考えずに「野口さんが訴えていたから、〇〇します」という態度になっていた。

野口さんは少しでも体を動かすと本当に痛がっていて、見ているのも辛かった。当たり前の事だけど看護学生の僕よりも看護師さんが行なったほうが、野口さんの痛みも軽減される。それならば看護師さんにお願いしたほうが良いのではと、この時は本当にそう思った。

僕以外の看護学生だって同じ気持ちになったと思う。

しかしここで本当に大切なことは、看護師さんにケアしてもらって患者さんの痛みを軽減することではない。

『どうしたら、少しでも痛くないようにケアできるのか』を考えることが、学生の役目だ。

実際にケアをするとか、しないではなく、『どうしたら良いのだろう』と考えることが大切だった。

例えば患者の野口さんは、「どの部位が痛いのだろう」と考えてみると、下腹部から腰にかけてと陰部であった。でも上半身と下半身は、割と元気である。

それならば患者さん本人に自分のペースで、できることはやってもらうとか、痛め止めを使用するとか。もちろん学生の技術向上も大切だから、学校や病院で道具を借りて練習する、なんてことも考えられる。

尊重した関わりとは、相手の想いを理解した上で関わっていくことだと学んだ。

老年看護学実習Ⅰ　再実習

僕は入学してからの約二年間、看護師になるための基礎知識を勉強した。そして実習を通して様々な経験をして、自分自身の問題点とも向き合って直してきた。しかし現実は想像以上に厳しくて、僕に足らないのは学業成績だけではないことが分かった。僕の視点や考察点、そして技術も必要最低レベル以下だった。

一年生の秋頃から先生に呼び出される頻度が増えて、その都度叱られ「松井君、もう一度よく考えてみてね。看護師以外の仕事もたくさんありますよ」と言われ続けた。

その度に僕は「再実習を受けて、単位を修得して、国家試験に合格して、看護師になりたいです」と返答していた。

『看護師になって、患者さんの笑顔のために働いてみたい』

本気で、そう思うようになっていた。

『老年看護学実習Ⅰ』の再実習が、ようやく三月二十一日からと決まった。これを修得しなければ三年生で行なう『老年看護学実習Ⅱ』を受けることができない。

もうミスは許されない。こんなことは考えたくはないが、もしも今回の再実習を落としてしまった場合、どうなってしまうのか。この学校は来年で閉校が決まっている。つまり進級できないということは、退学？

いや、今はそんな未来の事を考えるよりも集中して事前学習に取り組まなければならない。まずは先生方の言われる通り、学習計画をしっかり立ててから課題に取り組んだ。

こうして万全の態勢で臨んだ再実習初日。まるで初夏のような暑い日差しの中、着なれないスーツにネクタイ姿で、満員電車へと乗り込んだ。そして乗換駅まで来てみると電車遅延のアナウンス。

（あ～れ～）

走行中の電車内で、ドアに挟まっていた荷物を無理やり引き抜いた乗客がいたため、センサーが感知して緊急停止したらしい。しかしどんな理由があっても、遅刻は遅刻だ。予定よりもかなり遅くなったので、駅に着いたら猛ダッシュ！

汗ビッショリになって急いだけど、朝礼には二十秒遅刻してしまった。

担当教員の川嶋先生も電車遅延の影響で来ていなかったから、遅刻したことはバレなくて大丈夫かなぁ～と思っていたら……。

少し遅れて来た川嶋先生が僕の顔を見るなり、「今日、遅刻しちゃったの?」と話しかけてきた。すでに先生に連絡が入っていたのだ。

「あの～、電車が遅延したので……」

「そうだよね。先生も電車が遅れていたから大変だったのよ」と川嶋先生が凄く優しかったので、遅刻の件は大丈夫だと思っていた。しかし実習後、川嶋先生と楽しく会話をしながら学校に戻ると、初日から遅刻したことに対して遠藤先生が激怒した。(泣)

それから三日後の三月二十四日。遠藤先生に呼び出され、今回の『老年看護学実習Ⅰ』の再実習不合格が言い渡された。

「松井君、どうして不合格だったかわかる?」

(どうして?)

自分としては精一杯、頑張ったつもりだった。自己採点としても前回とは違い、不合格になるほどの要因は見当たらなかった。だから遠藤先生に聞かれても思い当たるふしがなかった。

(なぜだろう?)

その落ちた理由は、事前学習資料に書いた一つの文章が原因だと言われた。

実習先には歩行できない人も入所していたにもかかわらず『何とか歩けるようサポートしていきたい』と事前学習資料に書いたから。これが落ちた理由……。

医師でもないのに『歩けない人に対して何とか歩けるようサポートしていきたい』という考え方は看護師ではない、というのが遠藤先生の考えだった。

この結果も踏まえて二年生の単位未修得者が出揃った。それは僕とタカシ、原嶋さんの男三人だけだった。この三名は、すぐさま保護者を交えて今後のことを話し合いすることになった。

もう四月になるから、再試験・再実習をする日なんてない。三年生になってから再試験や再実習をするのだろうか。それとも、この学校はあと一年で閉校するので留年はできない。つまり退学となるのだろうか？

そして運命の日が決まった。タカシと原嶋さんは、三月二十九日。

僕は、翌日の三十日に面談となった。

三者面談　決戦前夜

タカシから連絡があった。タカシも原嶋さんも三年生になれるそうだ。保護者を交えた三者面談では、お母さんの前で先生からこっぴどく怒られたみたいだけど、進級できると言われたそうだ。

二人とも僕と同じ、『成人看護学演習』と筆記試験の一教科を落としていた。ちなみに『成人看護学演習』は、何故か男子三名だけが落ちていた。

僕はこの他に、インシデントを起こした『老年看護学実習Ⅰ』と、携帯電話を持ち込んだ『精神看護学』の二教科を落としていた。でも僕にしたらタカシ達と落ちた教科数は、さほど変わらない。

「やった～」

すぐに父に報告した。

「なんか明日、大丈夫そうだよ。タカシも原嶋さんも進級できるって」

何か調べものをしていた父は「ふ～ん。でも油断していると足をすくわれるよ」と上の空で返事をしてきた。

いつも父には何でも相談してきた。彼女ができた時も、試験に落ちた時も。そして先生に叱られたことも話をしていた。その父が明日の三者面談に同行してくれる。だから何を言われても大丈夫だろうと思って、久しぶりに熟睡した。

翌日、父は仕事を抜け出して来るため、十三時に学校での待ち合わせとなった。この日はまだ終業式前の自主学習日のため、他の教科を落とした学生達も学校に来て勉強していた。

十二時五十分、父から「着いたよ」と連絡が入ったので、一階の玄関口まで迎えに行った。

「腹減った〜。忙しくて昼飯を食べられなかったよ。これが終わったら焼肉でも食べに行こう」

いつもとは違う僕の表情をみてか、父が声をかけてくれた。

「いいねぇ〜」

その後、二階に上がり職員室のドアをノックした。コンコン。

「松井です」

絶体絶命　自主退学勧告

職員室の隣にある会議室に全員が席に着くと、遠藤先生が重たい口を開いた。

「え〜、本日はお忙しい中お越し頂きまして、ありがとうございます」

挨拶の後、まず遠藤先生は自分の自己紹介をした。

「東京都明紗会中央病院の寺嶋院長がこの看護学校の校長ではありますが、多忙につき私が校長代理として職務に当たらせて頂いております」

次に同席している学年主任の川嶋先生を父に紹介してから、本題に入った。

「実は、松井君の学業成績についてなのですが……」

遠藤先生が今までの学習の経緯と、まだ習得していない教科について話し始めた。

「昨年までと今年を比べると、少しずつではございますが松井君も看護について理解してきたと思います。しかし二年生終了までに習得しなければならない教科が、一教科と二つの実習が残されています。携帯電話を持ち込んだ『精神看護学』の試験に、インシデントが発生した『老年看護学実習』と『成人看護学演習』。これらが未修得となっていますが、まずはこの状況について松井君はどのように考えているのですか？」

いきなり話を振られた。この張り詰めた空気の中で、何を言えば良いのか。

頭の中は一瞬にして真っ白になった。

「えっ、あの……」

約十秒間、沈黙のままだった。

「まだまだ勉強が足りなかったので……。これからもっと頑張りたいと思います」

絞り出すような声で、何とか返事をすることができた。そして遠藤先生は続けて父に説明した。

「本人は頑張って勉強して看護師になりたい、と常日頃から私どもに申しております。それに報いるよう私ども全教員、全力で協力し指導してきましたが……」

話をしている途中、遠藤先生が泣き始めた。自分の世界に浸っていて感極まると、いつもすぐに泣いていた。

「厳しいことを申し上げることになりますが、本校は来年三月で閉校することが決まっています。これは松井君が入学する以前から打ち出しており、皆さん納得の上で入学して頂きました。また入学式でも全生徒、及び父兄の前で学校長より説明がありました。そうですよね、松井君」

「はい」

僕は一瞬にして、口の中がカラカラになっていた。なんか、やばい雰囲気。

「三年生になると実習や国家試験の準備等で、空いている時間は全くありません。しかし残念ながら松井君は、先程申し上げた一教科と二つの実習の習得ができていません。

まず『精神看護学』の試験につきましては、外部講師に新しく問題を作成して頂かなければなりませんが、これは私どもが依頼をすれば済む話です。他の教科との関連性や問題もありません。私どもの手間はかかりますが、できないことではありません。

しかしながら『成人看護学演習』は、『成人看護学実習Ⅱ』を履修する前までに習得しなければ、次の実習に参加することができません。当然ですが三年生になってからの授業展開で、そのための時間は用意してありませんので通常授業と実習の合間に再習得して頂くしかありません。

さらに松井君は『老年看護学実習Ⅰ』も落としております。この老年の実習は事前学習日を含めまして、十四日以上の日数を要します。また成人看護同様に『老年看護学実習Ⅱ』を履修する前までに『老年看護学実習Ⅰ』を習得していなければ、『老年看護学実習Ⅱ』も受けることができません。

この『老年看護学実習Ⅱ』は、八月一日より実習が開始となります。当然のことながら、この八月までに通常の授業や実習が隙間なく入っているので、そこに松井君の落とした再実習を組み入れることは、スケジュール的に無理があります。

またこの二年間、彼を見てきて数々の問題が発生していました。学則で禁じられている携帯電話を試験会場に持ち込んだ行為や、実習時の二件のインシデントなど。

本人に聞くと看護師になりたい、なりたいといつも言っています。しかし、なりたいという思いだけでは看護師になれません。看護の基本の知識や技術を習得して看護学校を卒業し、国家試験に合格しないとなれません。その第一歩である学校教育の中での数々の問題。当然のことながら私どもも精一杯、努力して松井君を指導してきました」

再び遠藤先生は泣き始めた。そして一呼吸おいてから、話を続けた。

「それ以外でも、一つ一つの行動や所作においても不備が多く、三年生に進級させることはできないと私たちは判断しました。しかしながらこの学校は、来年の閉校が決まっています。ですから松井君一人を残すわけにはいきません。今回の単位未修得の段階で、国家資格を習得して卒業するという道は、諦めざるを得ません」

遠藤先生は少し間を空けてから、話を続けた。

「まずはここまでお父様も交えてご理解を頂き、ご決断願いたいと思うのですが、いかがですか」

（ジ・エンド）

こうして僕の看護師を目指す道が、ついに閉ざされてしまった。

神、降臨

遠藤先生より自主退学を勧告された。

僕は、まったく考えもしていなかった。

終わった。何もかも終わってしまった。


すると、今まで頷くだけで何も言わなかった父が話し始めた。

「え〜、まず始めに。何か物事を始める時、夢や目標を立てることは大切なことです。息子は『看護師になりたい』という目標を持っています。なりたい、なりたいだけでは、たしかになれません。それは遠藤先生のおっしゃる通りです。だけど、その夢に対して全力でサポートしてあげるのが親であり、大人の役割だと私は考えています。

もともと息子は、この学校に受かるレベルではなかったと私は思っています。たまたま運が良かったのか、本当に実力で受かったのかわかりませんが、合格して入学することができました。そして一年生の時は、先生方の知っている通り再試験に再々試験ばかり。そんな息子でも二年生になると、先生方の御指導のおかげで少しずつ変わってきました。

特に昨年の九月以降、本人もいろいろと反省していました。時には落ち込むような時もあったと思いますが、前向きに頑張って努力していました。そして今回、落とした教科が一教科に二つの実習のみ。これは先生方が一生懸命に指導して、育てた素晴らしい努力の結果だと思っています」

先生方は面食らっていた。父は何が言いたいのだろう。遠藤先生の目はすでに乾ききって、きょとんとしていた。

この学校はあと一年で閉校になる。遠藤先生が言うには、僕の落とした教科や実習を三年生のカリキュラムに組み入れることはできない。誰がどう考えても自主退学する道しかないというのに……。

父は滔々と語り、話を続けた。

「自主退学についてですが……。これはあくまでも保護者である私と息子の意思で、自主的に退学することを言います。ここ数カ月間、本人の頑張りを間近で見てきました。そして毎日のように徹夜で頑張っている姿も見てきました。

先程、息子はこれからも頑張ると言っていました。本人に続けたい、頑張りたいという意思があるのであれば、私はそれを応援したいと考えています。つまり私たちに自主退学の意思はありません。

次に学校側が私たちに自主退学を強制することはできません。もしも学校側が実質的に自主退学を強制するような場合は、強要罪である刑法二百二十三条一項が成立します」

これには遠藤先生も川嶋先生もビックリ、僕もビックリした。父が何を言い始めたのか、まったく理解できなかった。

「そして学校側としては、懲戒による退学処分という選択肢もあるかと思いますが……。この処分は、『学校の秩序を乱し、その他学生又は生徒としての本分に反した者』などの一定の者に対して行なうことができる処分です。これは学校教育法十一条、同施行規則二十六条三項に定められています」

父はカバンから資料を取り出して遠藤先生に渡した。その資料には今、父が説明している内容が書かれていたのだった。昨夜、父が調べて作成していたのは、もしもの時のため。

この時、この瞬間のための資料だった。

父は大きく太文字で書かれた箇所を指しながら、話を続けた。

「裁判所も原則としては学校長の判断を尊重していますが、『単位を一教科と二つの実習を落とした』というのは過去の判例から見ても、『退学処分に相当する』との判断として適切ではないと私は考えていますが、いかがでしょうか」

たしかに今回の自主退学勧告は『携帯電話持ち込み事件』とか、患者さんに迷惑をかけた『インシデント』のような状況ではない。父の言う通り、一教科と二つの実習を落としただけで校則違反でもない。しかし元をたどれば退学処分を受けてもおかしくない事件ばかりだけど……。

「いやっ、ですから学校が閉校になるわけで……」

遠藤先生は一生懸命に反論しようとするが、言葉が出ない。父は過去に起きた様々な退学処分に関する判例や、閉校と留年生に関する実例。さらには文部科学省の見解など、あらゆることを想定した資料を作成していた。

そのうえで必要に応じて資料を使いながら、わかりやすく簡潔に説明をして、遠藤先生に理解を求めていた。僕は父の意外な一面を見て、いつもの手作り弁当以上にびっくりドッキリした。そして……。

「日本は法治国家です。学校の決まりや校則以上に法に反することはできません。もう一度、言います。息子は、この学校で学ぼうとする意志があります。それに対し、学校側が強制的に退学処分にすることはできません」

遠藤先生と川嶋先生は、茫然としていた。

「しかし……」

遠藤先生が口を挟もうとするが無理だった。どう反論しても父に切り崩されてしまう。

「では、お父さん。失礼を承知でお尋ねいたしますが、どうしたら良いのでしょうか」

その後しばらく、父と先生方は話し合っていたけれど、父の完全勝利だった。

そしてこの場で即決できる事案ではないので、後日改めて話し合いをすることになった。


学校を出ると父が聞きなれた口調で、「肉、食いに行くかぁ〜。腹減ったし酒飲みてぇ〜」と言ってきた。

さっきまでは少しかっこよく見えていた父が、いつもの父に戻っていた。

「まだ少し仕事があるけど、すぐに終わらせて家に帰るから」

「オッケェ〜イ。それじゃ、自宅待ち合わせで〜」

車で走り去る父を見送った後、ようやく僕は一息つくことができた。

不法侵入

四月五日、僕と父は遠藤先生に呼び出されたので、一緒に学校へと向かった。

僕の進退に関する緊急職員会議を開いて、今後のことが決まったそうだ。


この日は春休み期間で学校に学生は誰もいなかった。僕たちは受付をそのまま通り抜けて、二階へと向かった。そして父は会議室の前で立ち止まり、僕は奥にある職員室へ先生を呼びに行った。コンコン。

「松井です」

ノックをしてから職員室のドアを開けた。すると予想もしなかった先制攻撃を受けた。

「何をしているの、松井君。受付で声をかけてきたの？」

川嶋先生が怒鳴った。しかし言っている意味がわからなかった。

「自分の家じゃないのだから。これじゃ、不法侵入じゃない」

休みの日に学校へ来るのは初めてだった。普段とは状況が異なり、学校の学生であっても登校日以外に来たのであれば、受付に声をかけなければならなかった。

「あっ、すみません」

川嶋先生は完全に呆れていた。そして遠藤先生に呼ばれて何かを話したけど、すでに頭の中は真っ白。何を聞かれて何を話したのか、まったく記憶にもなく意識が飛んでいた。

こうして暗雲が漂う二回目の面談が始まった。


面談が始まるとすぐに、遠藤先生が口を開いた。

「その後、いかがですか。勉強は進んでいますか？」

「あっ、はい」

何を言えば良いのだろう。でも何も言葉が思い浮かばない。

「いろいろ考えてみて、やっぱり看護師になりたいと思います」

「そうですか……」

遠藤先生は残念そうな面持ちで、父に話しかけた。

「今日で二回目の話し合いです。前回もお話したように試験中に携帯電話を持ち込んだり、ロッカー室を使えなくしたりとか……。

正直に申し上げまして、今までも多々、問題がありました。また春休みの課題として読書感想文を全学生に出しました。先程、松井君に聞いたところ本を読んでいないどころか、買ってもいないと言っていました。そうですよね、松井君」

（そう言えば、さっき聞かれた）

「はい」

「春休みに入る前、学生二十二名に対し本の課題を出しました。松井君もメモを取っていました。しかし未だに本を読んでもいない。しかも本を買ってもいない。やるからには、今まで以上にきちんとしなければなりません。ただ看護師になりたい、なりたいという思いだけでは看護師になれません。これから頑張っていく、その覚悟がありますか」

「はい……」

遠藤先生の声に凄みがある。本気でキレている。

「学校側としても最大限の支援は致します。ただし妥協はできません。老年Ⅰの実習や再実習のような態度であれば、すぐに途中で実習を打ち切ります。これからは結果を求めます。また次に何か問題があった場合は、始末書とかでは許されません。その覚悟が本当にありますか」

「……」

僕は、緊張して声を発することもできなかった。

「こんな状況ではありますが、今回はお父様のお気持ちと松井君の意思を尊重しました。しかしながら学校としても、一年間閉校を延長することはできません。

そこで教職員一同で考え、松井君用の年間スケジュールを作成してみました。これは国家試験を受けるためのものではありません。卒業を前提とした、学校をきちんと卒業するための特別カリキュラムです。ただし学力以外の問題があった場合は、すぐにお父様に連絡させていただきます。そして、それ以降の話し合いもさせていただきます。

学校としての責任もあります。社会的責任があります。看護師になりたい、なりたいだけじゃなれません」

遠藤先生は、かなりイラついている感じだった。

第三章　看護学生三年

二年連続　授業料未納

家に帰ってから、父と今後のことについて話し合った。

『アルバイトは禁止』

僕も同じことを考えていた。卒業までは勉強だけに専念していくことにした。そこでまずは集中して勉強できるよう、自分の部屋を掃除して環境を整えた。

四月九日、始業式前日の夜。部屋で勉強をしている時、ふと思い出した。

（あっ、運転免許証の更新）

僕の運転免許証は新規取得者のグリーン免許証だから、最寄りの警察署では更新できない。少し遠い場所にある免許センターまで行かなければならなかった。

（やっべぇ〜、忘れていた）

しかし今さら後悔しても仕方がない。明日から僕は新三年生だ。気合を入れ直して、学校の準備をするためにカバンを開けてみると……。

カバンの中には授業料納付の手紙が入っていた。今年も三月上旬に手紙を貰っていたのに、完全に忘れていたのだった。

(え～、これも忘れていた。はぁ～、二年連続で授業料未納なんて……)

翌日の朝、学校に着いた僕は真っ先に事務所の小野さんに声を掛けた。

「おはようございます、松井です。あの～、授業料納付の手紙を母に見せるのを忘れてしまって……。どうしたら良いでしょうか」

「あっ、松井君。遅れても良いから、そのまま振り込んでね」

あれ？　怒られるどころか、なんか優しい。

「あっ、ありがとうございます。早急に伝えます」と言って一礼して、事務所のドアを閉めた。

再実習や再試験の手続きも、この事務所で行なう。申込用紙に必要事項を記入して現金と一緒に申請する。二年生の秋から何十回もその手続きをしていた僕が、少しずつやつれていく姿を小野さんは見守っていてくれた。

「最近、大丈夫？　疲れてない？　再試験、頑張ってね」と、いつも声をかけてくれた。おそらく僕が進級の件で揉めていたことも知っていたと思う。

その日の夜、夜勤をしている母に授業料未納の件をＬＩＮＥで伝えた。すると翌日の昼に返信が来た。

「振り込みましたが、いつまで学校に通えるのかわからないので、半期分だけにしました。夏以降も大丈夫そうなら、九月に忘れずに言ってください」

（ひぇ〜）

四月十六日の日曜日、江東区にある免許センターでは日曜日も免許証の更新を受け付けていることを知り、朝一番で駆けつけた。しかし現地に着くと……。

すでに大行列で物凄く混んでいた。全然前に進まないし、いつになったら免許証をゲットできるのやら……。

今回の教訓
様々な予定は、部屋のカレンダーに記入して毎日確認をすること。

呪いのホワイトボード

新学期が始まると僕は毎日のように遠藤先生から呼び出された。

そして課題が出されて翌日に採点。結果が悪ければ、また課題のやり直し。毎日二時間以上、遠藤先生からマンツーマンで講義を受けていた。

この呼び出しに使われていたのが、職員室の並びに掲げられたホワイトボード。

『四月二十日、松井　放課後、遠藤まで』のように書かれていた。

呼び出された理由が良い事なのか悪い事なのか、ホワイトボードを見た時にはわからない。まぁ、大抵は限りなく悪いことで、みんな呼び出しを食らっていたけど……。このホワイトボードを朝と昼休み、そして放課後の一日三回、最低でも確認しなければならなかった。

かろうじて三年生になれた僕は、新学期が始まると毎日のようにホワイトボードに名前が書かれていた。もちろん呼び出しているのは、遠藤先生。

「おいっ、マツ！　今日も遠藤が呼んでいるよ」

「マジかよ～」

ホワイトボードは誰でも見られるため、僕がほぼ毎日呼び出されていることを全学生が知っていた。そしていつしか、みんなは『呪いのホワイトボード』と呼ぶようになった。

時々、このホワイトボードに僕の名前が書かれていない日もあったけれど、その日はレポートの提出日だった。レポートを提出した後は必ず担当の先生に怒られ、レポートの書き直しで二時間以上は居残りとなっていたから、この日は誰も僕を呼び出さなかった。


四月二十五日、ついに遠藤先生から「松井君、今のままでは駄目だよ」と言われてしまった。僕は実習中でもないのに連日の徹夜。すべての体力を勉強に向けているけれど、まだまだ先生方の求めているレベルではなかったようだ。そして遠藤先生は、「明日、お父さんに電話するからね」と僕に告げた。

翌日、遠藤先生は父に電話をした。電話の内容は、四月の報告だったらしい。父曰く、「簡単に言うと、四月は『もう少し頑張ってね』という内容だった」と教えてくれた。

これから毎月、遠藤先生が父に僕の状況を報告することになったそうだ。

（お父様、何卒フォローの程よろしくお願い致します）

命の尊さ

『母性看護学実習』では自然分娩に立ち会う機会があって、とても感動した。生命や家族の在り方について、自分の考え方が大きく変わる出来事でもあった。またこの実習を通して、病院と助産所の違いも理解することができた。

助産所での実習は、まず出産体験ノートを読むことから始まった。そのノートには産後間もない褥婦《じょくふ》さんが出産状況を振り返り、いつ陣痛がきて、家族とはこのように関わって、こんな出産をしましたという内容が書かれていた。

また出産体験ノートの中には、写真だけのアルバムもあった。出産後に母親が笑顔で赤ちゃんを抱いている写真や、分娩中に家族全員で母親を支えているような写真など。この様々な写真の中でも助産所では父親が臍帯を切っている写真が多くて、特に印象に残った。

それからどのような出産を望むのかを記載する、バースプランというノートもあった。以前の病院実習時に見たバースプランには、「父親に、へその緒を切って欲しい」という希望に対し、「無理です」とコメントが入っていたのを思い出した。臍帯をご家族が切ることは病院ではできないけど、助産所ではできる。

この他にも病院では許可されないことが数多くあった。

「へその緒の血液が全部子供に移った後に切って欲しい」

「子供も一緒に出産に立ち会わせたい」

こんな希望は病院では叶わない。しかし助産所では……。


助産所の人に聞いたところ、今までに叶えられなかった要望はほとんどなく、バースプランに書かれている内容は、すべて実現できるようにしてきたという。

助産所では、好きなように、好きな姿勢で、好きな状況で産むことができる。これが病院との大きな違いだった。この他にもまだまだ違いはあって、病院では調乳指導や退院指導といった『指導』が中心になるのに対し、助産所では『相談』が主であると感じた。例えば、「コーヒーが好きで、たまに飲みたくなるのですが……。カフェインは止めてくださいって、病院の方からも言われちゃって」との質問に対し助産所の方は、「たまにならいいですよ、毎日だと問題ありますが。最近はコンビニでもカフェインの少ないコーヒーもあるので、それを薄めて飲んでみてはいかがですか?」などのように固い感じではなく、お茶を飲みながらゆっくりと話し、悩みの解決・不安の解消を目的として患者さんと接していた。これが病院にはないアットホーム感であり、助産所の大きな特徴の一つであると僕は感じた。

そして五月二十五日、僕は分娩に立ち会った。

そこで親子の絆と生命の誕生にとても心を動かされ、感動した。


杉本さんは三十六歳の経産婦。朝十時に助産所へ来院した際には出産直前で、すでに前駆陣痛があったにもかかわらず、僕に笑顔で挨拶をしてくれた。

「松井君は男の子だから大変だと思うけど、分娩の時はよろしくね」

十五時三十分、三〜五分間隔の陣痛となったので、すぐに『うぶごえの間』という分娩室にあたる場所へ行き、その時を待った。

しばらくすると陣痛が三十〜九十秒間隔になった。杉本さんは、「大ちゃん、こっちに来て」と言って、まだ幼い長男の大ちゃんと手を繋いだ。時々、「水が飲みたい」という杉本さんにご主人は、何回も何回も。少しずつ小さいコップに水を入れて渡していた。

家族の在り方と親子の絆について、心を打たれる光景だった。言葉では表現できない、その場にいたからこそ感じることができる、やさしさと温かさ。支え合うという本当の意味をわかった気がした。こんなことを言うのもおかしな気もするが、とても居心地が良かった。家族がいるからお母さんは頑張ることができる。手を握ってくれる大ちゃんとご主人という心強い味方がいるからこそ、安心して出産できるんだなぁ〜と、しみじみ感じた。

こうして僕は命が誕生する瞬間に立ち会えた。この地球に新しい命が生まれたのだ。まさに感慨無量だった。心の内からあふれ出る喜びで、すぐにでも「おめでとうございます」と言いたかった。しかし出産後は新生児の計測や処置、子宮収縮剤の投与や下腹部の止血など、行なう処置がたくさんあって、とてもそんな空気ではなかった。

ようやく落ち着いて、杉本さんと大ちゃんが一緒に写真撮影している時に、「おめでとうございます」と伝えることができた。すると杉本さんは「うちわで扇いでくれて、ありがとう」と素敵な笑顔で返事をしてくれた。この時、僕は「母親って、とても強いんだなぁ〜」と思った。

杉本さんは朝から前駆陣痛があり、お昼には規則正しい陣痛。そして夕方には張り裂けそうな痛みを感じていたはずだ。それにもかかわらず大ちゃんには、何もなかったかのように笑顔を向けていた。家族で支え合うということについても考えさせられ、とても感動した。

病院で実習していた時、受け持ちの患者さんが担当教員の先生に、「主人が育児を手伝ってくれない」と言っていたことがあった。すると先生は、「父親は産んだわけでもなければ、痛みも体験していないし……。しかも母乳を与えることもできないから、子供を授かったという実感が湧きにくいのですよ。だけど一年位すると、少しずつ手伝ってくれますよ」と話をしていたことを思い出した。

出産の時、確かに父親は何もできないように見える。

代わりに出産するなんてことは、もちろんできない。

しかし出産の場にいて一緒に汗をかきながら、お水を渡したり、うちわで扇いだり……。

そういった父親としてできることをして妻を支えていく。僕もそんな父親になりたいと強く思った。

改めて『**命の尊さ**』について、実感できた実習だった。

老年看護学実習Ｉ　再々実習

『母性看護学実習』で感動した翌日。僕は遠藤先生に滅茶苦茶、怒られた。余韻に浸る時間などなく、すぐに現実へと引き戻された。

六月六日から、『老年看護学実習Ｉ』の再々実習が行なわれることになった。事前学習日と実習日を合わせての十四日間は、他に学生がいない僕だけの特別実習で、今回習得できなければ確実に卒業もできない。だからなんとしてでも、乗り越えなくてはならない実習であった。

そして最初の関門である事前学習日。

そこには、やる気満々の遠藤先生が待ち構えていた。

事前学習日とは事前に学習した内容に不足がないか確認をしたり、追加修正するための日のことだ。僕以外のみんなは、自宅で次の実習である『精神看護学』について勉強していた。しかし僕には、『精神看護学』の勉強をする時間なんて、まったくない。だから何の知識もない僕は、『精神看護学』の実習でも怒られて、不合格になるのは間違いなかった。

どんな実習でも基礎知識のない状態で実習を行なえば、理解力が乏しいため、どう考えても合格点はもらえない。だから事前学習日に、しっかりと自分専用の参考書を作り上げ、何を質問されてもその参考書（事前学習資料）を見れば、すぐに答えられるレベルに仕上げなくてはならなかった。

『老年看護学実習Ⅰ』は今回で三回目の再々実習だから、前回より三倍の内容を求めると言われていた。そして僕が書いた事前学習資料の枚数はA4のコピー用紙で約三百枚位。この頑張って作り上げた事前学習資料を遠藤先生に見せると、

「ここが足りない、ここも全然足りない」と、またしても怒られた。さらには、

「東京都にも正式に閉校する届出を提出したので、今回の再々実習が不合格でももう後がありません」とまで言われた。

その日の夜、父に学校側が閉校の書類を正式に届け出たことを話した。すると、「これから毎日、今日の出来栄えと明日の課題を教えて」と言ってくれた。二人で状況を確認し合って、明日からさらに頑張ることにした。僕は常にやる気があったけど、その後も遠藤先生に怒られる頻度が減ることはなかった。

（遠藤先生は僕のことが嫌いだから、こんなに怒るのだろうか？）

とにかく事あるごとに「あなたはここも、ここもできていない」と言って怒り、実習中も

僕につきっきりだった。しかも挙句の果てには、

「老年Ⅰが受からないとどうなるのか、わかりますよね？　もうチャンスはありません。だから明日からは、もう一時も離れないからね」

「……」

ところが数日後、僕にずっと張りついていた遠藤先生に変化が見られた。

「やっと松井君も勉強の楽しさがわかってくれたのかなぁ〜。先生は今後の松井君がすごく楽しみです」

遠藤先生は目を輝かせながら、そう言って去って行った。

（もしかしたら遠藤先生とのつき合い方がわかったのかも……）

六月十三日、今日の出来栄えは五十点。

遠藤先生に、「明日の入浴援助の計画書。滅茶苦茶、期待しています」と言われた。遠藤先生も僕の操作方法がわかってきたのかも、と感じた。

六月十四日、「四つの課題を必ず明日、提出して下さい」と遠藤先生に言われた僕は、絶

対に先生が驚くレポートにしてみせると心に誓い、帰宅後すぐに取り掛かった。もちろん今夜も満足には眠れないだろう。僕は少しずつ休憩を取りながら、いつものリズムで課題を仕上げようと考えた。

日付も変わり外も少しずつ明るくなってきた頃に、ようやく三つ目の課題が終わった。しかしまだ課題が、もう一つある。僕は急いでシャワーを浴びて頭を少しスッキリさせた後、学校近くにあるファミレスで四つ目の課題に取り掛かり、何とか無事に終わらせることができた。

この頃の僕の睡眠時間は、毎日九十分だった。学校帰りにファミレスか図書館で課題に取り組み、眠くなって勉強に集中できなくなったらすぐに帰宅。バイクの移動で眠気を覚ました後、自分の部屋で引き続き課題に取り組んだ。

しかし深夜0時位になると強烈な眠気に襲われる。この眠気を利用して九十分間だけ眠った。それ以外に睡眠は取らない。

この九十分睡眠が僕には最適だったというより、こうするしかなかった。

（頑張れ、俺。負けるな、俺）

看護師への道　その九

『精神看護学実習』が始まった。

この実習では朝九時から始まる行動計画の発表前に、パソコンを使用して情報収集をするか、記録の整理を行なうことになっていた。


昨日まで『老年看護学実習I』をしていた僕は、『精神看護学実習』の事前学習なんて、まったくしていない。だからと言って、みんなに遅れを取りたくない。

（なんとしても、みんなに追いつかなければ……）

そんな思いが強くて、焦りもあったと思う。まずは情報収集をしようと思ってパソコンを見てみると、四台あるパソコンはすべて他の人が使っていた。

誰かが終わるまで待つか、それとも……。

この何もしていない時間はもったいないし、ぶらぶらしていたら先生に怒られてしまう可能性もあった。どうしようかなぁ～と考えていた時、別の部屋にある患者ファイルから情報収集をしていないことに気がついた。そこで僕は同じように何もしていない学生達に声を掛けて、一緒に患者ファイルを見に行った。そしてその後、先生に怒られた。

『患者ファイルを見る時には、必ず指導者さんに声をかけること』

これが鉄則だった。患者ファイルには患者さんや家族からの同意書や重要な書類、プライバシーに関わる記載もされていて紛失したら大変なことになる。そもそも朝の情報収集は、『必要最低限で必要な内容のみを情報収集する』ということがわかっていなかった。しかもオリエンテーションの時にも注意されていたのに、必死だった僕達は完全に忘れていた。

この件を通して学んだことは、『確認・報告不足により、事故を招いてしまう危険性がある』ということだ。

事故を起こさないためにも、『報告・連絡・相談』

「そんなことまで言わなくても良いよ」と先生に言われるくらい、看護学生には『報告・連絡・相談』が大切だった。

そして『精神看護学実習』が終わるとすぐに僕を待っていたのは、『老年看護学実習Ⅰ』の再々実習の続き。本当に息つく暇もなく三週間ぶりの再開となった。

前回までは遠藤先生とも良い関係で終わっていたから少しは気が楽だったはずなのに、実習開始直後から怒られた。またしても滅茶苦茶、怒られた。

しかもお昼休憩の前に、「記録を追加して提出してください」と遠藤先生に言われた僕は、食事もしないですぐに看護記録を作成して提出すると、「それでは実習を始めます」の一言。
この日のお弁当は、『牛・豚・鶏の焼肉三種丼』を父が頑張って作ってくれたのに、食べられなかった。（泣）
さらには、「今まで学んできた実習が全然活かされてない」と午後も怒られる始末。
（はぁ～……）

翌日の七月十一日、遠藤先生が父に電話をして最近の近況報告をした。話し始めは先生も「最近の松井君、頑張っていますよ」と褒めていたらしい。

しかし『精神看護学実習』で僕が患者ファイルを許可なしに見た件を伝えた時、父が動揺してしまった。なぜなら父は何も知らなかったからだ。僕は、僕以外の人も一緒に怒られていたからと安易に考え、父に報告をしていなかったのだ。

この時はさすがの父も僕をフォローできず、正直に「聞いていません」と答え、ついに遠藤先生の堪忍袋の緒が切れてしまった。

七月二十七日、またしても父は学校へ行くことになった。

バイク通学　バレた？

雲一つない青空の日、『小児看護学実習』の事前学習日で、学校登校日だった。

昨日までの三日間は、僕一人だけ『老年看護実習Ⅰ』で遠藤先生に張りつかれていた。しかし今日からは小児看護学の勉強が始まり、久しぶりに仲間とも会える。

清々しい気持ちで家からバイクで出発した僕は、学校近くにある陸上競技場の無料駐車場にバイクを停めた。この駐車場には雨が降っても濡れない軒下のスペースもあったので、バイク通学時にには必ず利用させてもらった。

そしてバイクを降りた僕が、ふと後ろに振り返ると……。

なんと看護学校の木戸口先生が、バス停から学校方向に向かって歩いていたのだった。

（やっべぇ～）

この時の僕は、何も考えられなかった。

条件反射でバイクを置いたらすぐに、走り出してしまった。ヘルメットを脱ぐのも忘れて、先生から逃げるように学校方面へと走り出してしまったのだ。

先生は学校に向かって歩いている。

その数メートル先にヘルメットをかぶったまま、全力疾走で走っている人がいる。誰がどう見ても異様な光景だった。

当然、先生もこの不審人物を目撃していたはずだ。またこの時の僕は、学校でいつも着ているジャンパーを身にまとっていた。先生が気づかないわけがない。バイク通学が見つかれば間違いなく退学決定だ。

僕は先生から見えない場所まで走って隠れると、すぐに着ていたジャンバーをカバンの中に入れてヘルメットを脱いだ。

（やばい、どうしよう……）

しかしもう考えても仕方がない。息を整えて冷静さを取り戻した僕は、先生が通り過ぎたことを確認してから学校へと向かった。

その後、何日経ってもバイク通学の件で呼び出されることはなかった。

先生は絶対に気づいていたのに黙っていてくれたのだと思う。

みんなも大好きだった、とても優しい木戸口先生。

この御恩は忘れません。ありがとうございました。

気絶

暑い日が続いていた。
徹夜の日も続いていた。
七月二十四日から始まった『小児看護学実習』は、四日間の実習期間だった。
だから何とか踏ん張れると思っていたけど、もう無理だった。限界だった。

実習三日目の朝、僕は起きられなかった。すでに身体も思考回路も限界を超えていたため爆睡どころではなく、限りなく死に近い状態で横たわり気絶していた。そしてかろうじて生気を取り戻した昼過ぎに、学校へ休みの連絡をした。

翌日の朝、実習先へ行くと不審に思った先生が、目の前で体温を測るよう僕に言った。すると三十七度八分で即刻、帰宅指示。
実習は三分の二以上の出席が必要だから、昨日と今日で二日間休んだ僕は、出席日数不足で不合格になると先生に説明された。かなりショックだったけど、朦朧としていた僕は何も考えることもできず、とりあえず病院へと向かった。

十一時、なんとかフラフラの状態で病院に到着。しかし受付に行くと、「午前の受付は、終了しました」と受付カウンターに掲げられていた。仕方がないので待合室で午後の診療開始を待ち続けた。

十二時三十分、午後の受付がようやく始まった。しかし予約患者さんが優先で、僕が診察してもらえたのは十四時を過ぎていた。そしてすべてが終わって、病院を出たのが十六時。考えることも動くことも、もう何もできなかった。

そして八月十七日、試験結果の発表日。予想はしていたが『小児看護学実習』は出席日数不足で、不合格となった。もう残された時間はないというのに……。

しかし絶対に落ちていると思った、『精神看護学実習』が受かっていた。事前学習をしていなかったのに大丈夫だった。患者ファイルを許可なしで見て怒られたのに、合格していた。

喜んで良いのか、悲しむべきか。

何とも言えない心境だった。

神様からのご褒美

以前、アルバイトをしていたケンタッキー・フライドチキンの店長から連絡がきた。七月二十六日付けで、お店が閉店したらしい。その打ち上げでパート・アルバイトさん達と飲み会をしているから、良かったらおいでと誘ってきたのだった。

ちょうど勉強の区切りも良くて気分転換したかった僕は、一時間だけお酒抜きで参加することにした。

「そういえば昔、お前の学校の先生から店に電話があったよ」

飲み会で盛り上がっている最中、店長が横に来て話をしてくれた。

「デリバリーで事故を起こした場合、保険はどうなっているのとか、いろいろな事を聞いてきたなぁ〜。嘘をついて問題になるといやだったから、長期休暇を取っていますって正直に言ったけど……」

本当に良い店長だった。また復帰してお金も稼ぎたいけれど、今はどう考えても無理だ。短い時間しか参加できなかったけど心が癒され、何だかやる気に満ち溢れた。

その二日後の八月二十二日、看護研究発表会が岡山県で行なわれた。

この発表会は全国に八カ所ある明紗会の学生代表者だけが参加できる、毎年恒例の行事だった。しかしこの学校は来年で閉校のため、今年が最後の参加となる。すると、なんと学校長の粋な計らいで学生二十二名全員が岡山県に行くことになった。これには学生全員が大喜び。

みんな試験や課題が続いて気が張り詰めていた。僕も毎晩、徹夜が続いていて、体力的にも精神的にもギリギリだった。だからこの時の一泊二日の旅行は、とても楽しみで待ち遠しかった。


先生方とは岡山県の現地会場で待ち合わせだったので、東京駅には学生だけが集合。また行き帰りの服装は私服でも良かったけど現地で着替える時間もなかったので、みんな家からスーツ姿で来ていた。

新幹線は自由席だったので、仲の良いメンバーが通路を挟んで集まって座り、出発する前からカードゲーム大会（トランプ＆ＵＮＯ）が始まった。岡山までは四時間以上もかかるはずなのに、気がつけば岡山到着の車内放送。あっという間に着いてしまった。本音を言えば、もう少し遊んでいたかったのに。（笑）

発表会の会場に着くと、さっきまでの緩んだ顔ではなく、みんなキリッとした表情に変わった。全国から明紗会代表の看護学生が来ている会場で、粗相は許されない。手際よく受付を済ませ、十三時から始まる発表会の開始を待った。

この発表会は、とても充実した内容で眠気などまったく起きず、気が付いたら終わってしまった。参加できたことが本当に幸運で、凄く勉強になった。


先生方と別れた僕たちは手配された宿泊先へと向かうと……。

そのホテルは、かなり豪華なホテルでエントランスホールに入った瞬間から、みんなの空いた口が塞がらなくなってしまった。しかも割り当てられた部屋はベッドが一つの狭い部屋なんかではなく、シングル部屋の三倍位の広さがあった。

(すっげぇ~。ちょ~、最高)

明日の予定は何もなかった。今夜泊まって、明日の新幹線で帰るだけ。しかも立地条件が良くて、ホテルの周りは飲食店ばかり。二十歳を過ぎていた僕たちはお酒を飲みに行き、久しぶりに楽しく笑い合った。本来なら学生代表の数名しか参加できないはずなのに……。

この旅行は、学校長に感謝した。明紗会に入学して本当に良かったと、心の底から思った。

その翌日、東京までの新幹線自由席の切符を全員が貰っていた。言い換えれば何時に東京へ帰っても、その当日内であれば大丈夫だった。

そこで「せっかく岡山まで来たのに真っ直ぐ帰るのはもったいない」と思ったタカシ達は、USJ（ユニバーサル・スタジオ・ジャパン）へ遊びに行った。初めてのUSJにタカシもみんなもテンションMAX。事あるごとに楽しそうな写メを僕に送信してきた。しかし、その時僕は……。

一人寂しく新幹線で東京に向かっていた。

明日から始まる再実習に向けて、少しでも早く家に帰って勉強しなければならなかったのだ。そんな僕の気持ちも知らないタカシ達は、ひたすら楽しそうな写メを送信してきた。

しかもタカシは、ハリーポッターの杖（一万八千円）とマント（一万二千円）の計三万円もかかる衣装を買って身に着け、みんなと楽しそうな写メを次々に送信してきた。


タカシのバカヤロー！

絶望

出席日数不足で不合格となった『小児看護学実習』の再実習が、東京都明紗会中央病院で行なわれた。そして実習最終日の今日は、午後から学校に戻って四時までに行動記録を提出すれば実習が終了となるはずだった。

病院を出て学校に着いたのが三時位で、時間はまだ十分にあった。僕はすぐに行動記録を書き始めたのだが……。ようやくこれで実習が終わるという安堵感と今までの疲労で、いつの間にか僕は眠ってしまった。

そして田原先生に起こされた時には、提出期限の四時を過ぎていた。

田原先生は、「なぜ寝てしまったの」と僕に聞いてきた。

（なぜ？）

それは最近、寝ていなかったからである。僕には落としている教科がたくさんあるけど、僕の体は一つしかない。この実習中に『成人看護学演習』の課題提出も重なっていた。これが同じ期間で同じ提出日だったけど言い訳できる状況ではなかった。だからやるしかなくて、ここ数日の睡眠時間は一時間もなかった。

どんなに頑張って実習を受けても、最終日に記録の提出をしなければ評価対象外となる。

つまり僕は、『小児看護学実習』の単位を履修することができない。

必要な単位を取得できなければ、もちろん卒業もできない。ここまで頑張ったのに……。

今回はさすがに父にも言えなかった。


そしてようやく心も落ち着いた三日後の夕方、父に今回の件を伝えた。

「小児の再実習の件だけど、記録提出を期限までに出せなかった。本当は三時から、記録の追加・修正をして、四時までに記録ファイルを提出するはずだったのに。三時三十分位から寝てしまって……」

すると父は「学校の規則が書いてある実習要綱には、なんて書いてあるの」と聞いてきた。

「評価対象外になるってことは書いてある」と僕が言うと、

「それはどうしようもないね。決められたルールを守れなかったのだから」と少し呆れた様子で言ってきた。そして父は何も言わず、仕事に出かけた。

ついに父にも見捨てられて、今までの三年間がすべて無駄になった瞬間だった。

またまた事故、そして再々々試験

『小児看護学実習』の記録ファイルを提出期限までに出さなかった。これは完全に僕のミスだった。こんな僕でも落ち込んだ。もう二度と立ち直れないのではと思うくらい落ち込んだ。

九月四日、そんな僕を見ていたタカシが「気分転換で海へ行って、ぱぁ～っと花火でもするか」と誘ってくれた。さすが、唯一無二の親友だ。早速、僕たちは千葉県にある稲毛海岸へと向かった。

僕はいつも通りに安全運転で車を走らせていた。そして片側二車線の大きな通りで右側のウインカーを点滅させ、後方確認後に車線を変更した。するとそこに、かなり後方から飛ばしてきた車が僕の車に追突した。

『ドン！』

明らかに相手の車が猛スピードだったので、僕の車を避け切れず追突したのだ。それにもかかわらず相手は僕が悪いと主張して、警察官が来ても僕が悪いとの一点張り。

警察官は僕の言い分を聞くこともなく、事故処理を進めた。つまり完全に相手の主張を信じてしまったのだ。

事故処理の後は海にも行かず、花火もしないでお互いに家へ帰った。なんか疲れたので帰宅後は風呂に入って、すぐに寝た。久しぶりに何もしないで、思いっきり爆睡した。

すると突然、僕に幸運が舞い降りた。十二月に『小児看護学実習』の**再々実習**が決まった。本当に首の皮一枚、ぎりぎりつながった。一度ならず、二度も諦めかけていたのに。


そして九月七日、『成人看護学演習』の**再々々試験**が行なわれたけど、タカシも僕も五十七点。またしても不合格となった。

この『成人看護学演習』の試験問題は、ある事例が出題されて、それに対して『あなたは、どんな看護をしますか』というペーパーテストだった。時には先生が患者さん役になり、「食事をした後から、お腹が痛い」とかの演技もしてくる。その時、その患者さんに対して、どんな看護をするべきなのかを問うテストだ。

担当の先生は凄く熱心な先生で、試験を受け直す度に難易度が上がっていった。

「松井君達は、やればもっとできる」と何回も繰り返して、指導してくれたのだけど……。

僕たちは普通で良いから、合格にして欲しかった。ただタカシも一緒に落ちていたから、それだけは気が楽だった。

（次の**再々々々試験**を合格する時は、一緒に合格しようぜ）

体調不良　急性扁桃炎

寝不足で目の周りを擦り過ぎた僕は、その周囲が炎症して常に赤く荒れていた。またストレスからめまいも発症し、さらには扁桃炎で何かを飲み込もうとすると喉に痛みがあって、ほとんどご飯が食べられなくなっていた。

だからと言って学校を休んで病院に行く時間はないので、家にある痛み止めや塗り薬等を使って一時的に症状を抑えていた。

そんな状態の中、『在宅看護論』の実習が始まった。

幸いにも実習期間中は扁桃炎による喉の痛み・発熱・頭痛も少し落ち着いていた。

十月六日、『在宅看護論』の実習が無事に終わった。

家に帰ろうとしていた時、高田先生に呼ばれて体調管理について面談をすることになった。

高田先生は、「今後のことも踏まえて時間を空けて病院へ行って来なさい。しっかり治療したほうが良いですよ」と言ってくれた。

十月七日、喉の痛みは口を大きく開けられない程の痛みとなっていた。

そこで熱を測ってみると、三十八度七分。熱もあったので、僕はいつも通っている病院で診察してもらった。

すると診察結果は、「白苔《はくたい》と扁桃腺の腫脹が見られますね」と言われた。この時の僕は、口の中や舌の全体にポツポツと白い膿（白苔）が広がっていた。


十月十日、まだ体調が悪かった僕は病院へ行くことを告げて学校を休んだ。

そして午前中は内科と耳鼻咽喉科、午後は皮膚科で診察してもらった。

その診察結果は……。

○内科　病名：急性扁桃炎
「もう白苔はないですね。赤みもだんだん良くなっています」

○耳鼻科　病名：メニエール病
「鼓膜に問題はなさそうなのですが……。左耳は正常値ですが、右耳は一番低い音が聞こえてないですね。おそらく、さっき話してくれた聴診器の音が聞こえないというのは、これが原因です。この片側のみに低音障害が見られるのが、メニエール病の特徴的な症状です。今後、めまいや耳鳴りがあった時には十分に注意してください」

○皮膚科　病名：アトピー性皮膚炎

目の周り以外にも首や腕・身体全体の肌が赤くざらざらに荒れていた。そのため保湿作用があって、炎症・かゆみを抑える四種類の薬が処方された。

①瘢痕部用　②右目用　③首まわり用　④肘窩、膝窩用。

この時の僕は、体全体に異常をきたしていた。

疲労困憊　もう限界

十二月四日の夜、疲れはすでに限界を超えていた。

この日も課題はたくさんあったけど、ほんの少しでも眠りたかった。

そこで僕は帰宅途中の父に、「明日までの課題があるから、深夜0時に起こして」とLINEをして仮眠した。もちろん父はその時間まで眠れないが、僕には気遣いする余裕なんてどこにもなかった。

そして深夜0時、父は時間通りに僕を起こしてくれたそうだ。その時、僕と父は何か会話をしたらしいけど、僕の記憶にはない。

午前一時、僕の様子が気になった父が僕の部屋を覗いてみると案の定、僕は布団の上で寝ていた。だから父は再度、僕を起こした。もちろん僕は起こされた。この時も何か会話をしたらしいけど、僕の記憶にはない。

午前三時、気が気でない父が再び僕の部屋を覗いてみると、また僕は布団の上で寝ていた。こんな僕を見て父は激怒した。当然、僕は起きて机に向かった。しかしこの時の記憶も、僕にはない。

午前五時、僕に対する怒りと不安で眠れない父が、またまた僕の部屋を覗きに来ると不安的中、僕は机に伏して寝ていた。もう我慢の限界を超えた父は、僕を無理やり風呂に入れた。そして僕がシャワーを浴びている間に僕の弁当を作り、「風呂から出たら、お弁当を持ってファミレスで課題をしろよ」と言って、少し仮眠をした。本来であれば僕が徹夜で、父は眠れていたはずなのに……。

そして午前七時、父が仕事へ行くために玄関へ行くと先に出掛けたはずの僕の靴があった。「まさか」と思った父がすぐに僕の部屋に行ってみると、パンツ一枚姿のまま布団で寝ている僕がいたのだった。

「こらぁ〜」

父はブチ切れた。しかしこの時すでに限界を超えていた僕は一ミリたりとも動けず、そのまま学校を休んでしまった。

この頃の僕は疲れていて病んでいた。

もういつ死んでも良いとさえ思っていた。

毎日毎日、先生に呼び出されて叱られ、頭の中は常に真っ白。考える気力もなくなり、自殺願望すら芽生えていた。そして朝から冷たい雨が降っている日に……。

僕は車で学校へ行き、その日に学校で何をしたのか覚えていない。何を言われ、何が起きたのかも覚えていない。学校から帰る途中、制限速度六十㎞で片側二車線の大きな通りがある。その時、道は空いていた。しかも直線道路で遮る物は何もなかった。それにもかかわらず僕は運転操作を誤り、反対車線へと飛び出してしまった。居眠りをしていたわけではない。少し疲れていて、心が病んでいただけだった。

幸いにも反対車線に車がいなかったので、重大事故にはならなかった。しかし中央分離帯を乗り越えた時の衝撃で、タイヤは破損し車体も傷付けてしまった。もちろん、この件は父に言えなかった。

そして数日後、父が車の異変に気がついてしまった。左前輪のタイヤは割け、ホイールにも大きな傷がつき、しかも一部が変形していた。さらに車の左側面は、助手席から後部座席にかけて真新しい擦り傷がたくさん付いていた。この車を最近、運転したのは僕しかいない。どう考えても犯人は僕しかいない。

当然、父は僕を疑ったけど「知らない」と答え続けたら、すぐに追及するのを諦めてくれた。おそらく僕の異変を感じとったのだろう。

今更だけど、あの時はごめんなさい。

看護師への道　その十

『統合看護実習』が始まり、多重課題への対応を夜間実習で見学した。

看護師さん達は患者さんのペースに合わせて向き合い、テキパキと対応していた。しかし僕は今までの実習で学んだことを実践しようとしても、なかなか思うようにはできず、タイムマネジメントの難しさを実感した。

二人受け持ちが開始となってからは、計画通りに進むということは一切なくなった。次にしなければならない行動を考えていると観察項目を忘れてしまい、逆に観察項目を意識していると、その患者さんではなく他の患者さんの計画を忘れてしまうことがあった。

僕はまだ看護学生だから今は指導者さんや担当教員が近くにいてくれるけど、看護師として働くようになれば、担当の患者さんを見て優先順位やケアを自分で判断して、日々行動しなければならない。そのためには的確に判断できる能力や、ケアを素早く行なう技術が大切であることを痛感した。

また事故防止のためにも薬を取扱う時や点滴の準備する時などは、必ずダブルチェックをして患者誤認投与を防ぐための行動を行なっていた。

どんなに忙しくても、他の作業をしている最中でも、「すみません。確認、お願いしても良いですか」と声をかけ合って確認作業を徹底していた。

それから病室にある車イスや歩行器は、使わなくなったらすぐに撤去しなければならなかった。

『なぜ、すぐに片付けるのか』

それは通路に必要のない物があることによって、事故が発生する可能性があるからだ。

患者さんの安全を守るためにも不必要な物の除去は、病棟看護師の重要な役割であった。

今回、僕が受け持った患者の沢井さんは、リハビリが必要な患者さんだった。しかし術後の血液透析を行なっていて倦怠感があるため、これを拒否していた。

リハビリは必要なことだけど、拒否している患者さんに強要するわけにもいかない。もちろん、リハビリをしないという選択肢はない。こんな時は、患者さんの意に反したケアを行なわなければならない。時間をおいて患者さんに声をかけたり、ケアの範囲を狭くしたり、変わりゆく患者さんの状態に合わせてアプローチすることが必要な看護であった。

この経験を通して学んだことは、相手のために何かをしようと考えるのではなく、相手の立場に立って考えることが大事であるということだ。

自分が患者さんだったらどんな気持ちになるのか。患者さんの立場や気持ちになって考え、コミュニケーションを図っていくことの大切さを学んだ。

沢井さんは倦怠感が強く、ケアを拒んでいた。「患者さんの体調のために」と考えるなら、ケアは必要不可欠なものだ。「つらい気持ちはわかりますが必要なケアなのです。その痛みは仕方がないのです」という考え方だ。しかしこれは看護的な視点が強すぎて、沢井さんの立場に立っているわけではない。

患者さん一人一人、痛みの感じ方は違うし部位も異なる。発生している痛みは、その患者さんにしかわからない。看護師や医師にはわからない。

だから痛みや倦怠感がある患者さんの場合、まずは相手の立場に立って、「何か別の方法に変えましょうか?」とか、「今日は、ここまで。続きは、また明日しましょうか」などの声かけに変えることが大切なのだと思った。

『相手のために何かをすること』と、『相手の立場に立って何かをすること』は、一見似ているが大きく異なる。

また三年間の実習を通して一番大切だと思ったのが、『笑顔』だ。看護師に求められることは判断力や知識、そして技術など専門的な事もあるけれど、全実習を通して感じたもの。

それは『笑顔無くして、看護は行なえない』ということだ。

看護とは、人を相手にする職業だ。技術や知識だけを持っていても対象者をケアすることはできない。優しさや安心感、この人になら任せられるといった信頼関係を得るためにも、『笑顔』は重要なものだ。この『笑顔』こそが、ロボットには看護ができないと言われている最大の要因であると僕は思う。

『常に相手の立場に立って物事を考え、笑顔を絶やさず接すること』

これが今の僕の看護観である。

しかし一年後には変わっているかもしれない。なぜなら看護とは一生学んでいくものだからだ。

『何のために』という根拠を常に大切にして、これからも看護を学んでいきたいと思った。

小児看護学　再々実習

『小児看護学実習』の再々実習で、僕は気管支喘息の喘息中発作で入院中の健太君を受け持つことになった。健太君をアセスメントし、疾患から看護までの確実な理解を目標に看護過程の展開を行なった。また担当教員の田原先生から僕の学習態度に対しての指摘があった。そして僕に足りていない事と間違えて認識している事を指導してくれた。

今回の実習は看護過程の展開を学ぶだけでなく、僕の至らない点に対しても見つめ直し、改善していく良い機会でもあった。物事の優先順位の判断においても、まずは自分で判断した後に田原先生に確認することにより、迷いなく正確に学習を進めることができていた。

さらに健太君の疾患である気管支喘息を学ぶことにより、アレルギーがどのようにして起こり、気管支喘息にどのようにつながるのかも理解できた。その結果、吸入と吸引の違いを正しく認識したうえで、なぜ健太君に吸入が必要であるのか、なぜその治療が必要であるのかを説明できるレベルにまでなれた。

田原先生には「健太君の成長発達を、ずいぶんと理解してきたわね」と褒めてもらえた。『小児看護学実習』は、今回で三回目の実習だ。結果として多くの患児と関わり、入院や疾患による患児への影響等も学べ、絶対に合格できるレベルの実習だったと僕は思っていた。

しかし十二月二十二日、またしても不合格となった。

毎日、痛み止めの薬を飲んで頑張ったけどダメだった。しかも田原先生は、僕が落ちた事に対して「私の指導不足です」と泣き出してしまった。


一回目の実習は発熱のため、四日間ある実習を二日間休んで不合格となった。

二回目の再実習は、実習後にレポートを提出すれば終わっていたはずなのに……。いきなり遠藤先生が一時間でパワーポイントの資料作成をして、発表するように言ってきた。そんなの無理だし、できるわけがない。結局、発表した資料とその内容が遠藤先生の満足するレベルではなかったため、不合格となった。

そして今回の再々実習は三回目だから三倍のレベルを求めますと、事前に遠藤先生から言われていた。たしかに求められているレベルは高かったけど、自分としても手ごたえを感じ、かなり良い実習だったと思っていたのに……。


毎日、徹夜をした。

毎日、痛み止めの薬を飲んで頑張った。

扁桃炎も再発して、喉の痛みでほとんど何も食べずに頑張ってきたのに……。

もう、さすがにやる気がなくなってしまった。

その後、遠藤先生に呼び出されて面接を行なったけど、この時に何を話したのか、まったく覚えていない。ただ「記録を追加して、記録ファイルを再提出してください」と言われた事だけ覚えている。そして僕は、指摘された箇所を追加・修正してファイルを再提出した。

その結果、今回の再々実習が合格となった。


一月十二日、『統合看護技術』の試験が行なわれた。この試験はレポート記入式で今まで自分が培った知識や考察を書かなければならない。

そしてテストの結果、僕の点数は五十二点。なぜか僕だけが不合格となった。年末年始も寝ずに頑張ったけど、またしても不合格。もうこれで確実に国家試験の勉強をする時間なんてなくなった。本当にやる気もなくなり、何もかもがどうでも良くなった。


一月十六日、ついに心が折れて、学校に連絡もしないで無断欠席をした。

遠藤先生の真意

無断欠席をした翌日の十七日、遠藤先生が父に電話した。卒業認定者を決める会議まで一カ月もないにもかかわらず、僕がまだ二教科も落としていたからだ。一つ目の教科は明後日までにレポート提出すれば無事に終了予定だったけど、もう一つの教科は一週間後に再試験を行なう予定だった。遠藤先生は僕の状況を父に説明した後、「本人には最後の喝を入れます。厳しいことを言うかもしれません。でも松井君なら、きっとわかってくれるはずです。この電話があったことは、本人には内緒でお願いします」と伝えていた。

一月十九日、何も知らない僕は遠藤先生に呼び出され「次の試験が不合格でも、再々試験は行ないません」と、さんざんプレッシャーをかけられた。

こうして臨んだ再試験は意外にも前回と同じ試験問題で、本当にびっくりした。しかし前回の試験問題なんて、もちろん勉強済だったから百点の自信があった。

翌日、担当教科の先生が「はい、松井君。テストの結果、合格だよ」と言って答案用紙を返してくれた時に、ようやく全単位の修得が終わった。嬉しさよりも眠たさよりも、虚脱感というか信じられない気持ちで一杯になった。しかし僕にはまだ国家試験がある。これに合格しないと看護師にはなれない。

　看護師国家試験の合格率は、毎年九十％前後で、およそ約一割の人が不合格となっていた。試験は二百四十問（午前と午後に百二十問ずつ）を五時間二十分以内に解かなければならない。単純計算では、一問につき約一分三十秒位しか考える時間がない。しかも暗記だけでは解けない問題もあって「なぜ、その選択肢が正解なのか」、「なぜ、その疾患が起こるのか」というように理由や根拠、さらには的確な状況判断ができなければ、合格することは難しい。

　こうして再び、徹夜の日々が続いた。


　一月三十一日、東京アカデミーで行なわれた看護師国家試験模試に挑んだ僕は、ギリギリだけど合格ラインにいた。この結果には僕自身が本当に驚いた。問題を一問一問解くたびに、先生方が僕に教えてくれたことや指導してくれたことが、身につき、知識として吸収され、行動として活かせている感覚が確実にあった。

　国家試験の勉強をほとんどしていない僕が模擬試験だけど合格していたのだ。この結果に一番驚いたのは、まぎれもなく僕自身であった。

　ここまで来れれば、あとは遠藤先生に鍛えられた知識と経験、精神力で頑張るしかない。ボロボロだったメンタルもさらに回復して、勉強に気合が入った。

二月五日の学校登校日、卒業予定者が掲示板に張り出されていた。そこには僕の学生番号二一二一があって、正式に卒業が決まった。しかしこんなことで浮かれている時間はない。先生方のためにも、ましてや自分自身のためにも国家試験に合格しなくてはと、さらに勉強に熱が入った。

こうして迎えた運命の看護試験問題は、とても難しくて凄く悩んだ問題だった。選択肢問題では最後の最後まで悩み、そして最終的に選び直した答えはなんと、すべて間違えていた。僕の自己採点では、どう考えても不合格だった。

（最後のミスさえ、しなければ）

今さら悔やんでも仕方がないけど、悔しくて仕方がなかった。そして僕は一週間、学校を休んで落ち込んだ。学校へ行って、みんなの顔を見るのが嫌だったからだ。しかし先生や友達から何回も連絡がきたので、仕方なしに学校へ行くと……。

自己採点では、ほとんどの学生が合格確実。だから授業も看護師免許の説明や、就職に向けての説明が中心だった。

（やっぱり来なければ良かった……）

三月七日は父の手作り弁当、最後の日だった。どんなに悲しくても、どんなに怒られた後でも、いつもお弁当は美味しかった。お弁当を食べれば、気持ちも落ち着いて元気になれた。「午後からも頑張れ」と背中を押してくれたお弁当を、最後に感慨深く味わった。思えば、この弁当に救われた日が多かったなぁ〜。

（ふぅ〜、それにしてもこの味噌汁、本当に熱いなぁ〜）

三月九日、卒業式。タカシたちと一緒に、この日を迎えられた。入学式では、二十四名の仲間がいた。でもこの卒業式を迎えられたのは十八名。

『看護師は命と向き合う職場で働く。だから中途半端な考えを持った人が働ける職場ではない』

『人には向き不向きがある。看護師だけが仕事じゃない』

遠藤先生がおっしゃっていたことを思い出す。

今の僕には、その言葉の意味が少しだけわかる。

とてもつらい時期があった。先生と口論になって、とても悔しい思いをした時期があった。寝不足でフラフラだけど意地と根性だけで乗り越えた時期があった。

たくさんの嬉しかったこと。たくさんの悲しかったこと。たくさんの学んだこと。

今まで経験した卒業式とは全然違う。僕にとっては涙なしではいられない、感無量の大切な卒業式だった。しかしこの日、母は日本にいなかった。

母の大好きなアーティストが中国で初のライブツアーを開催していたので、自由奔放な母は僕の卒業式には見向きもせず、友達と北京展覧館劇場へ行ってライブ鑑賞をしていたのだ。

さらには万里の長城にも行って中国旅行を満喫していたのだった。


卒業式からしばらくして、運命の試験発表日がやってきた。

結果は、やはり不合格。あと四点、足りなかった。

こうして僕は看護学校を卒業することはできたけど国家試験が不合格となり、就職の決まっていた東京都明紗会中央病院への道が途絶えた。

「全員で合格しよう」と国家試験の前に学生全員で円陣を組んで誓い合ったのに、僕だけが不合格となった。

七千人の頂点　奥村部長

今まで頑張ってきた努力が、全部水の泡となった。父は「卒業できただけでも凄いよ」と褒めてくれたが、奮起できそうにない。就職先も決まっていないし、アルバイト先も決まっていない。

何のために頑張って卒業したのだろう。

こんなに身体を壊してまで、何のために生きているのだろう。

そんな落ち込んだ日々がしばらく続いたけど、四月になると心も少し癒えてきた。

そして四月八日、僕は自宅近くにある白波中央総合病院（南埼玉グループ）へ面接に行った。この南埼玉グループは二十八の病院と二十三の介護施設を有し、日本でも有数の大医療グループで、そこで働く看護師七千人の頂点が、奥村看護部長。二十二歳で看護師になり、三十二歳で若宮中央病院の看護部長になった経歴を持つ人だ。

この奥村部長がまだ看護学生で初々しかった頃に、よく一緒に遊んでいたのが医療事務で働いていた父で、奥村部長の先輩看護師が母だった。父曰く、「背が高くて細くて、仕事もテキパキ。学生当時から人気者だったよ」とのこと。

そして今、南埼玉グループの一つである白波中央総合病院の看護部長も兼任している奥村看護部長が、僕の面接官であった。そんな経緯をまったく知らなかった僕は、白波中央総合病院に看護助手を募集していないかを聞いて、面接に訪れていたのだった。

面接当日、僕はとても緊張して病院へ行くと、

「松井君って、もしかして若宮中央病院の松井さんの息子さん？」

「えっ……。はい、そうですけど……」

「えっ～、もうこんなに大きくなったんだ～」

当初は驚きを隠せなかった奥村部長だったけど父や母との昔話で話が弾み、その後は院内の案内を兼ねて各病棟へ挨拶回りをすることになった。

「この子、松井君。みんな、よろしく。俺、この子の両親と仲良いんだ」

奥村部長は外来や病棟、どこへ行っても出会う人みんなに僕を紹介して周った。それは看護師だけではなく、医師や技師・事務所など病院で働いている人全員への挨拶周りだった。

「この子、松井君。これから、よろしく」

（……）

こうして僕は、四月十六日から看護助手として働くことになった。

第四章　看護助手

看護師見習い

看護助手の主な仕事には備品や器具の補充、ベッドシーツの交換に清掃。それから患者さんの介助（食事・入浴・おむつ交換等）のお手伝いなどがある。

看護学校でベッドシーツの交換は教わっていた。再実習、再々実習のおかげで、患者さんの介助は学生の誰よりも多く行なっていた。もちろん備品や器具の名前・用途も看護実習で勉強済だ。だから一カ月もあれば仕事の内容をほとんど覚えられたので、五月になるとすぐに夜間の勤務（夜勤）もした。

僕の病棟では看護師三名と看護助手一名が、夜勤の時に働いていた。日勤は朝八時三十分から夕方五時三十分まで。夜勤は夕方五時から翌日朝九時までの十六時間勤務だけど、一回の出勤で二日分の出勤扱いになる。

だから夜勤明けの日と公休日（月に十日）を組み合わせると、一カ月の約半分は昼間に家でのんびり過ごすことができた。また夜勤の勤務には休憩時間が二時間あり、何もなければこの時間はしっかりと休めた。つまり夜勤をする日が多ければ多いほど、自分の時間も作れて余裕も出てくる。

僕はこの多い休日を利用して、夏には川へ行って釣りやバーベキューをして楽しんだ。そして秋には日光へ温泉旅行にも出掛けた。もちろん冬には、大好きなスノボ旅行にも行った。

看護助手として働き始めた六月、僕の歓迎会が越谷レイクタウンにあるバーベキューハウスで行なわれた。学生の時とは、まったく違う楽しさだった。みんな僕より年上で看護資格があり、社会人で大人だ。にもかかわらず一緒にラウンドワンのスポッチャで一晩中、遊んだり騒いだりしてくれた。

良い先輩方に出会えた。そのうえ仕事では怒られる事もない。毎日が楽しくて、このまま看護助手でも良いのかなぁ〜と思ったりもして、勉強など全然していなかった。

いつも「ありがとう」と看護師さんから言われる。去年までとは大違いだった。

こんなに良い職場環境ではあったけど、一人だけ相性の合わない人がいた。看護師の久保さんだ。この久保さんと一緒に夜勤する時は、「これから看護師になるのだから、このくらいのことはわかるでしょ」と、いつも叱られた。僕に対する指導がとても厳しかった。僕のことを看護助手ではなく、看護師見習いとして見ていたのだろう。

「看護助手のままでも良いかなぁ～」という僕の甘い考えを、久保さんは見抜いていた。


初夏のある日、いつものように久保さんに叱られたことがあった。

病棟には頭頂葉に障害を受け、きちんと話せない患者さんがいた。脳は障害を受けた場所によって症状が変わる。例えば額《おでこ》の辺りにある前頭葉には、考えたり理解したりする機能が備わっている。だから考えすぎた時に額を冷やすのは効果的だ。

また頭頂葉とその周辺には話しをしたり手足を動かしたりする機能がある。だから頭頂葉に障害が残ると、相手の言葉を理解できても話せなくなるという。「あ～、あ～」とか「う～、う～」など、何かを言いたい・伝えたいのに思うように口も動かせなくなるのは、頭頂葉に障害があるからだ。

そして頭の側面にある側頭葉には、聞いて理解する機能が備わっている。ここに障害を受けると、音は聞こえるけど言葉として認識できなくなる。

最後に後頭葉。ここには物を見る機能が備わっていて、障害を受けると物が見れなくなる。

このように脳は障害を受けた場所によって、後遺症が様々異なる。

この日は頭頂葉に障害があって、きちんと話せない患者さんが苦しさを訴えていた。

「うっ、うっ……」

（どうしたら良いのだろう？）

僕はすぐに仲の良い先輩を探して、「患者さんが苦しがっています」と声を掛けた。そして先輩と一緒に患者さんのもとに駆けつけ、処置を行なった。

（本当に、すごく苦しそうだなぁ〜）

すると、少し遅れて久保さんも駆けつけて来た。

「私がこの部屋の担当なのに、なぜ私を呼ばなかったの。苦しいとか痰が詰まっているとか、私が一番良く知っているのに。しかも苦しいと言っている患者さんから離れたらダメでしょ」

わかってはいる。そんなことは、わかっていた。

ただ、その患者さんの状態がいつも通りだったのか、急変したのかがわからなくて、まずは仲の良かった先輩に相談したのだった。

急変の患者さんを発見した時の看護師の鉄則は、『**患者さんがいる場所から、離れてはいけない**』だ。その患者さんに対する最善の処置を行ないながら、ナースコールや院内ＰＨＳで応援を呼ぶ。

二人目の看護師が駆けつけた場合は、この看護師も患者さんがいる場所から離れてはいけない。一人目の看護師の介助を行なう。

三人目の看護師は必要な物品（アンビューバッグ等）を持ってくる人。そして四人目の看護師は患者さんの容態を確認後、ドクターに正しく状況を報告して、すぐに来てもらうよう依頼する。これが急変時の対応マニュアルだ。

また緊急時であればあるほど、あえてゆっくりとした口調にすることも必要だ。「慌てるな、落ち着け」と言われても、なかなか冷静に行動することはできない。患者さんの命がかかっているからこそ、お互いの連携がさらに大切となる。


また、こんな事もあった。病棟には病室以外でも食事ができる『デイルーム』という場所があって入院患者の井口さんは食事の時、いつもそこにいた。脳梗塞の後遺症のため上手く発音ができずに、「わぁお、わぁお」と大きな声を出しながら、ご飯を食べていた。井口さんは一人でご飯を食べることはできた。しかし食後は口から膝元にかけて、食べ物でぐちゃぐちゃになっていた。

ある日のお昼、僕は「もう少し、ご飯を食べてみよ～」と井口さんに声を掛けてから他の病室の見回りに向かった。そしてふたたびデイルームへ戻って来ると、井口さんの様子に違和感があった。

（何かが、おかしい）

よく見てみると井口さんがうなだれていた。最初は寝ているのかと思ったけど、様子が違った。

「井口さん、井口さん」と二回、声を掛けたのに反応がない。

（どうしよう）

ちょうどそこに久保さんが通りかかったので、大声で久保さんを呼んだ。そしてこの状態を見た久保さんは（これはまずい）と思って、すぐに心肺蘇生。その後、電気ショックをして気管内挿管……。しかし手当の甲斐もなく、井口さんは亡くなられた。

「あなたが看護師を目指す人ならば……。看護師になるための勉強をしたのなら、もっと患者さんの変化に気づかなくてはダメでしょ」

僕は久保さんに叱られた。もっと僕が注意して見ていればと、とても後悔した。

実際の現場では、知らないことが毎日あった。

そしてできないことも、まだまだ多かった。

初の遅刻

職場にもなれた七月、この日はとても蒸し暑い日だった。

三日連続の日勤で少し疲れも溜まっていたけど、ようやく明日は夜勤で夕方五時からの勤務。だから久しぶりに目覚まし時計をかけなくても十分、起きられるはずだった。

仕事が終わって家で少し遅めの夕飯を食べた僕は、エアコンの効いた部屋で心行くまでくつろいでいた。

（やった〜、明日は夕方からの仕事だ〜）

学生時代のような忙しさなど、まったくなかった。いつでも心行くまで眠ることができた。

半年前までは考えられない生活だった。

しかし翌日、僕は電話の着信音で起こされた。

「松井君、大丈夫？　どこにいるの」

職場からの電話だった。しばらく相手の言っている意味がわからなかった。

（どこにいるの？　えっ、なに……）

「あの〜、家にいますけど……」

僕は、くつろぎすぎて十二時間以上、翌日の夕方まで寝てしまったのだ。

初めての遅刻だった。

病棟の人たちは、僕が事件や事故に巻き込まれたのではないかと、本気で心配していたそうだ。

急いで出勤して、みんなに事情を説明したら大爆笑された。

「うっそ～、ありえな～い」

（ですよね……）

二回目の看護試験

当たり前の事だけど仕事をすると、お金（給料）が貰えた。

学生時代は学校へ通うために、お金（授業料）を支払わなくてはならなかったのに……。

しかも試験に落ちると先生に呼び出されて叱られ、徹夜で勉強しても一円も貰えない。それどころか再試験は、さらにお金（再試験代）がかかってしまう。

これが社会人と学生の大きな違いだった。

幸いにも僕は自宅通いだったので、家賃や食事代が無料だった。だから貯金ができるくらい、金銭的にも余裕ができた。最高の職場に恵まれて遊びに行く時間も、たくさんあった。あとは看護試験に合格するだけだった。

そして試験日も近くなってきたので仕事の後、『看護試験のためのセミナー』に参加してみると、さすがに疲れて集中力もなかった。（泣）

次回のセミナーからは、体調を整えて休みの日に行こうと反省した。

また病棟では、みんなが僕のことを気遣ってくれていた。

「松井君、どうしたい？」

病棟の勤務表は、僕の勉強スケジュールが最優先で作成されていた。この当時のことを父は、「いつも家でだらけていて、まったくやる気も見られなくて絶対に受かるとは思えない状況だった」と言うが、実は僕なりに頑張っていた。

前年の既卒者の合格率は二十八％と、かなり低い数値。だから一生懸命、勉強したのに落ちたという姿を家族にも見せたくなかった。

「今日も一日中、家でのんびりしていたよ」

「えっ、勉強。まぁ～、明日から頑張るよ」

な～んて嘘をついて、実際には必死で勉強をしていた。

一月六日、看護試験の模試を受けるため僕と母は一緒に御茶ノ水駅へ車で向かった。なぜ母と一緒に行ったのかというと、それは隣駅の水道橋（東京ドーム）で、アイドルグループ（ジャニーズ事務所）のライブが開催されたからだ。

僕が模擬試験を受けている間、母はライブを楽しんでいたのだった。

（まったく……）

そして三月二十二日、僕は看護師国家試験に合格することができた。

この一年間、実際の現場で働き経験したことで、知識もより深まった。もしも看護試験に落ちた人がこの本を読んでいるなら大声で言いたい。

『**現場で働くのが一番**』だということを。

国試に出てくる問題を毎日毎日、体験することができる。そして現場で働くことで、自然と知識は身についていく。

四月一日、白波中央総合病院に看護師として正式に採用された。

また二カ月後の六月には、念願の一人暮らしも始めた。

良き人に出会い、多くのことを学んだ僕の看護師人生。

これからも、まだまだ何が起こるかわからない。

実録　看護学生物語
こんな僕でも看護師になれる?

2023年8月31日　第1刷発行

著　者　Muro《むろ》

発行者　太田宏司郎
発行所　株式会社パレード
大阪本社　〒530-0021　大阪府大阪市北区浮田1-1-8
TEL 06-6485-0766　FAX 06-6485-0767
東京支社　〒151-0051　東京都渋谷区千駄ヶ谷2-10-7
TEL 03-5413-3285　FAX 03-5413-3286
https://books.parade.co.jp
発売元　株式会社星雲社（共同出版社・流通責任出版社）
〒112-0005　東京都文京区水道1-3-30
TEL 03-3868-3275　FAX 03-3868-6588
装　幀　河野あきみ（PARADE Inc.）
印刷所　創栄図書印刷株式会社

本書の複写・複製を禁じます。落丁・乱丁本はお取り替えいたします。
©Muro　2023　Printed in Japan
ISBN 978-4-434-32579-3　C0095